T0259706

I lassativi
Impiego razionale dei lassativi nella stipsi
F. Capasso • G. D'Argenio

*"5300 years ago, the Ice Man
used natural laxatives"*
Capasso L., The Lancet 352, 1998

"5300 years ago, the Ice Man used natural laxatives"

Capasso L., The Lancet 352, 1998

F. Capasso • G. D'Argenio

I lassativi

Impiego razionale dei lassativi nella stipsi

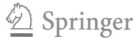

FRANCESCO CAPASSO
Dipartimento di Farmacologia
Sperimentale
Università Federico II
Napoli

GIUSEPPE D'ARGENIO
Dipartimento di Medicina Clinica
e Sperimentale - Sez. Gastroenterologia
Università Federico II
Napoli

Il volume è un adattamento dell'opera originale:
Laxatives - A Practical Guide
F. Capasso, T.S. Gaginella
©Springer-Verlag Italia, 1997

La traduzione dall'inglese delle parti riprodotte è a cura di:
Capasso R., Ascione V., Milic N.

ISBN -10   88-470-0510-8
ISBN -13   978-88-470-0510-5

Springer fa parte di Springer Science+Business Media

springer.com

© Springer-Verlag Italia 2007

Layout copertina: Simona Colombo, Milano
Impaginazione: Graphostudio, Milano
Stampa: Arti Grafiche Nidasio, Assago

Stampato in Italia

Premessa

La costipazione è un disordine comune spesso definito differentemente dai pazienti e dai medici. Clinicamente, la costipazione insorge quando i movimenti intestinali sono difficili o dolorosi. La "normalità" dei movimenti intestinali in termini di frequenza varia tra gli individui, per cui una condizione che per una persona può essere di costipazione per un'altra può essere una condizione del tutto normale. Spesso il "bisogno" di avere un'evacuazione porta all'autoprescrizione di lassativi anche perché questi farmaci sono dispensabili senza prescrizione. L'autoprescrizione può comportare problemi soprattutto a causa della potenziale interazione tra i lassativi ed altri farmaci. Inoltre, l'uso cronico (abuso) dei lassativi può avere serie conseguenze, tali da imporre la visita del paziente da parte di un medico o addirittura il suo ricovero per successive valutazioni e terapie. Questo ha un notevole impatto economico sul paziente e sul sistema sanitario. È essenziale, quindi, che farmacisti, medici generici e altri professionisti sanitari consiglino i pazienti basandosi sulle cause della costipazione ed indicando loro un uso corretto dei lassativi. Un attento esame deve essere fatto dai medici per stabilire se la costipazione è dovuta a un processo patologico: spesso, la normale funzione intestinale può essere mantenuta o ripristinata soltanto apportando piccole modifiche alla dieta e/o allo stile di vita del paziente.

La maggior parte dei lassativi oggi in commercio è di origine vegetale. Nonostante il loro uso risalga a tempi non più recenti, sono ancora in corso studi ed approfondimenti per chiarire il meccanismo d'azione di questi farmaci. Mentre la ricerca continua noi crediamo che questo testo possa servire ai medici di base, ma anche ai farmacisti, come guida per un uso corretto dei lassativi nel trattamento della costipazione. La nostra convinzione è che l'uso razionale dei lassativi, come d'altronde di qualsiasi farmaco, non sarà solo di beneficio ai pazienti, ma comporterà anche una riduzione dei costi della spesa farmaceutica.

Esprimiamo i nostri apprezzamenti a Springer Italia che accettando il nostro invito ha reso possibile la pubblicazione di questa monografia.

Gli Autori

Indice

Premessa V

Capitolo 1. Come classificare i lassativi

1.1 Introduzione 1

1.2 Definizioni 2

1.3 Classificazione dei lassativi 3

Capitolo 2. La costipazione: le basi per un uso razionale
dei lassativi

2.1 Considerazioni generali 9

2.2 Cause che determinano la stipsi 10

2.3 La stipsi acuta e cronica 16

Capitolo 3. Il ruolo del trasporto di ioni nell'azione
dei lassativi

3.1 Fisiologia delle mucose coinvolte nell'azione dei lassativi 19

3.2 Secondi messaggeri 23

3.3 Gli autacoidi e i mediatori paracrini 24

3.4 Il controllo neuronale 26

CAPITOLO 4. MOTILITÀ INTESTINALE ED AZIONE DEI LASSATIVI

4.1 Meccanismi di controllo della motilità 29

4.2 La defecazione 31

CAPITOLO 5. I LASSATIVI NATURALI DI ORIGINE VEGETALE

5.1 Droghe antrachinoniche 33

    5.1.1 Cascara 38

    5.1.2 Frangola 39

    5.1.3 Aloe 40

    5.1.4 Rabarbaro 42

    5.1.5 Senna 43

5.2 Olio di ricino 45

5.3 Olio d'oliva ed altri oli vegetali 48

5.4 Fibra alimentare 48

5.5 Fibre alimentari digeribili 53

5.6 Crusca 54

5.7 Psillio 55

5.8 Acido alginico/Agar 56

5.9 Guar 58

5.10 Karaya 60

5.11 Gluomannano 61

5.12 Altre mucillagini 62

5.13 Altre piante e frutti lassativi 62

CAPITOLO 6. I LASSATIVI NATURALI DI ORIGINE MINERALE

6.1 Sali inorganici 65

6.2 Olio minerale 67

CAPITOLO 7. I LASSATIVI DI SINTESI

7.1 Derivati del difenilmetano 69

    7.1.1 Fenolftaleina 70

7.1.2 Bisacodile 70

7.1.3 Picosolfato 71

7.2 Agenti neuromuscolari 73

7.3 Sodio dioctil sulfosuccinato 75

7.4 Sorbitolo 76

7.5 Lattulosio 77

7.6 Metilcellulosa 78

7.7 Polietilenglicole 78

CAPITOLO 8. L'ABUSO DI LASSATIVI

8.1 Melanosis coli 84

8.2 Lassativi e cancro colon–rettale 86

8.3 Danno neuronale 89

8.4 Abitudine 89

CAPITOLO 9. METODOLOGIE DI STUDIO DEI LASSATIVI 91

CAPITOLO 10. CONCLUSIONI 95

Bibliografia 97

Indice analitico 113

1. Come classificare i lassativi

1.1 Introduzione

Milioni di persone nel mondo soffrono di evacuazione difficile o dolorosa, comunemente nota come stipsi o costipazione. A questi devono essere aggiunti tutti coloro, e sono tanti, che soffrono di stipsi ma lo ignorano, per ragioni diverse, ivi compreso il fatto di non aver chiaro il concetto di stipsi. Anche se l'attività intestinale varia molto tra gli individui sani, in genere la stipsi è un disturbo che può essere dovuto a problemi fisici oppure può essere secondaria a malattie, all'assunzione di determinati farmaci o allo stress quotidiano; inoltre, un carente apporto di fibre con la dieta, la mancanza di esercizio fisico e l'insufficiente ingestione di liquidi possono contribuire all'insorgenza della stipsi.

I lassativi sono farmaci che curano la stipsi facilitando l'evacuazione. Sebbene essi costituiscano una reale necessità in caso di stipsi o per preparare l'intestino ad un esame endoscopico oppure per svuotarlo rapidamente in caso di intossicazione alimentare, i lassativi spesso vengono usati in modo non appropriato. Molte persone, infatti, li assumono per ottenere un'evacuazione giornaliera e non quando ce ne sia una reale necessità. In particolar modo gli anziani tendono ad autoprescriversi i lassativi, contribuendo così a rendere tali farmaci i più utilizzati tra i prodotti vendibili senza prescrizione. Inoltre, la disponibilità di un gran numero di preparazioni a base di lassativi vendibili come OTC (prodotti da banco) o SOP (senza obbligo di prescrizione), incrementa la popolarità di questi farmaci. Nel 1973 negli Stati Uniti, 130 milioni di dollari sono stati spesi per l'acquisto di lassativi, 492 milioni di dollari nel 1985 e, nel 1996, la cifra ammontava già a circa 500 milioni di dollari (Moriarty and Silk, 1988). Nel 1995, in Italia, la spesa per i lassativi era pari a circa 1120 milioni di lire. In Germania, nel 1990, 49 milioni di marchi sono stati spesi per l'acquisto di prodotti a base di senna, il che costituisce il 40% dell'intero mercato dei lassativi (Leng-Peschlow 1992). In questi ultimi anni la spesa per l'acquisto di lassativi si è quadruplicata in questi paesi. È stato inoltre stimato che in Gran Bretagna circa il 25% della popolazione sana fa uso di lassativi. Comunque, ogni anno circa il 4% della popolazione adulta consulta il medico o il farmacista per problemi di stipsi; tale percentuale aumenta all'8% negli anziani e le donne (soprattutto quelle di razza nera) manifestano tale disturbo con un'incidenza due volte maggiore rispetto agli uomini. Anche se molti casi di stipsi non sono associati a malattie ben definite, queste forme mettono in evidenza l'importanza dei lassativi nella società occidentale e la necessità, per i pazienti, i farmacisti, gli infermieri ed il personale medico di essere maggiormente informati sulla farmacognosia e la farmacologia di questi importanti medicinali.

Ad un lettore occasionale potrebbe sembrare che l'argomento costipazione e lassativi sia piuttosto banale al punto da poter essere esposto con termini semplici, lontani dalla complessità della terminologia medico-scientifica. Tuttavia, questa apparente semplicità, è ingannevole, soprattutto a causa di definizioni obsolete e spiegazioni troppo semplicistiche sulla funzionalità del tratto gastrointestinale.

1.2 Definizioni

Definire la stipsi, contrariamente a quanto si ritiene, non è semplice anche perché questa condizione viene influenzata da fattori sociali ed ambientali oltre che individuali. La convinzione piuttosto antica che bisogna evacuare l'alvo intestinale almeno una volta al giorno porta molti a ritenere che la stipsi consiste in un ritardo nella evacuazione del contenuto intestinale. Questo modo semplice di definire la stipsi è errato in quanto è noto che individui completamente sani evacuano dopo ogni pasto mentre altri una volta ogni 24 ore ed altri ancora una volta ogni settimana senza manifestare i sintomi della stipsi, e cioè dolori addominali con senso di gonfiore, alitosi, lingua impaniata, cefalea, agitazione, depressione psichica, anoressia, meteorismo, dispnea, talora masse fecali palpabili (fecalomi). Il fatto è che il concetto di stipsi è legato anche al volume delle feci, alla loro eccessiva compattezza ed alla loro emissione con sforzo. Si ha quindi stipsi quando le feci sono dure, emesse di rado e con sforzo, senza la sensazione di soddisfazione liberatoria. Si ha stipsi anche quando piccole "pellets" di feci secche vengono espulse quotidianamente. Pertanto ci sembra molto più corretto definire oggi la stipsi come l'emissione ritardata di feci in volume insufficiente e/o di aumentata consistenza (Capasso e Di Carlo 1994).

Così pure molti lettori si sentono probabilmente sicuri di poter definire facilmente processi quali l'assorbimento, la secrezione e la motilità intestinale. In modo particolare il termine "motilità" può comportare confusione: è chiaro che un aumento della motilità comporti un aumento del transito intestinale, ma il termine non definisce la direzione e la natura del movimento. Così, l'aumento della motilità nell'intestino tenue può non essere propulsivo (cioè non causa nessun movimento del materiale intraluminale in direzione del retto). Un aumentata motilità delle fibre muscolari circolari può infatti ostruire il lume intestinale e produrre l'effetto opposto a quello previsto. È il transito del materiale nel lume intestinale ad essere maggiormente importante: questo è controllato attraverso l'attività coordinata dei vari muscoli lisci che fanno parte dell'intestino.

E che cosa è l'assorbimento? È semplicemente il movimento di sostanze dal lume intestinale alle cellule epiteliali o il termine si riferisce anche al passaggio di sostanze dal lume al sangue? E cos'è la secrezione? L'assorbimento avviene nel tratto gastrointestinale in circostanze normali, ma tale processo viene alterato in presenza di stipsi, di diarrea o dall'uso di lassativi? Quale parte del tratto intestinale è maggiormente interessata dall'alterazione dell'assorbimento o della secrezione che comporterà poi l'insorgenza di stipsi o diarrea? Qual è il ruolo della mucosa intestinale nei processi di assorbimento e secrezione e quindi nel definire la fluidità del contenuto intestinale? I termini assorbimento, secrezione e motilità sono importanti, ma l'esame della stipsi o dell'effetto lassativo è molto più preciso se basato sulla valutazione della quantità di fluido e del transito intestinale.

1.3 Classificazione dei lassativi

Negli anni, i diversi tentativi di classificare i lassativi hanno generato più confusione che chiarezza. La classificazione più tradizionale ha diviso tali sostanze in *agenti formanti massa, lassativi osmotici, stimolanti/irritanti e lubrificanti* (Tabella 1.1). Tuttavia, negli ultimi 25 anni si è avuta una sufficiente conoscenza dei meccanismi d'azione dei lassativi per sapere che molti di questi hanno azioni multiple che portano all'effetto lassativo. Per tale motivo è difficile, se non impossibile, adottare una classificazione così semplicistica.

I lassativi aumentano il contenuto del fluido intestinale e la maggior parte di essi altera direttamente o indirettamente (a causa dell'accumulo di fluido) la motilità (Gaginella 1995a). Tuttavia, l'uso dei termini "irritante" e "stimolante" è inappropriato (Gaginella e Bass 1978; Leng-Peschlow 1992) in quanto esistono esigue basi scientifiche che definiscono i tessuti o le cellule oggetto di tale stimolazione o irritazione. Dall'altra parte, il termine "stimolazione" è associabile ad ogni azione farmacologica; in tal senso tutti i lassativi possono essere considerati stimolanti, sia che stimolino l'intestino mediante forze fisiche (agenti formanti massa), sia mediante azione osmotica (molecole osmoticamente attive, scarsamente assorbibili) che mediante effetti chimici (olio di ricino, antranoidi, difenilmetani). Di conseguenza, è "scorretto" classificare insieme agenti quali l'olio di ricino e il difenilmetano, che causano lesioni della mucosa (per es. la perdita di cellule epiteliali) con farmaci quali gli antrachinoni, per i quali non ci sono evidenze che possono causare danni tessutali. Allo stesso modo, il termine "irritante" può essere usato per descrivere anche l'azione di una soluzione ipertonica salina, che si comporta come se fosse un lassativo "osmotico".

Esistono alcune opzioni per classificare gli agenti lassativi. Essi possono essere raggruppati in base alla classe chimica (zuccheri, zuccheri alcolici, polisaccaridi non assorbibili, acidi biliari, acidi grassi idrossilati, sali inorganici, molecole con struttura antropica, derivati del difenilmetano), ai siti d'azione (intestino tenue, intestino crasso, intero tratto intestinale), al meccanismo d'azione (agenti formanti massa, lubrificanti, osmotici, stimolanti/irritanti), all'intensità dell'effetto (lassativi, catartici, purgativi) o in base all'origine (naturali o di sintesi). La prima classificazione, in base alla classe chimica, non include sostanze come le fibre naturali o i frutti o altro alimento che contenga una miscela di componenti attivi. Il sito d'azione dei lassativi può essere un valido criterio di classificazione in quanto la costipazione è un problema predominante dell'intestino crasso ed i lassativi dovrebbero agire prevalentemente a questo livello; tuttavia, la classificazione in base al sito d'azione non è utile in quanto la maggior parte dei lassativi agisce in più punti dell'intestino (fanno eccezione le droghe antrachinoniche ed il picosolfato di sodio che agiscono selettivamente sull'intestino crasso) e può sia agire sulla secrezione di fluido, sia alterare la motilità. Tuttavia, la maggior parte di questi farmaci ha un meccanismo di azione multiplo.

Neanche "intensità dell'effetto" è un termine razionale; la vecchia letteratura del diciottesimo secolo includeva aggettivi quali *drastico, purgativo, catartico e blando* in aggiunta alla parola lassativo. I testi del ventesimo secolo erano più propensi a cancellare i termini drastico e blando. I diversi termini avevano originariamente l'intenzione di indicare l'intensità dell'effetto così che, un effetto blando sull'intestino era il risultato di lassativi blandi, mentre effetti più marcati si diceva erano legati all'uso di catartici, purgativi o lassativi drastici come podofillo, gialappa ed altre droghe glu-

Tabella 1.1. Classificazione "tradizionale" dei lassativi

Criterio	Classificazione
Modo d'azione	Agenti formanti massa Osmotici Stimolanti /irritanti Lubrificanti (oli vegetali)
Classe chimica	Sali inorganici Zuccheri e zuccheri alcolici Derivati antrachinonici Derivati del difenilmetano Acidi grassi Polisaccaridi non assorbibili
Sito d'azione	Tenue Crasso Intero intestino
Intensità dell'effetto	Drastico Purgativo Catartico Blando } in funzione della dose
Origine	Vegetale (naturale) Sintetico

coresinose (Travell 1954). Queste definizioni, però, non fanno altro che confondere ulteriormente e devono essere abbandonate (Gaginella e Bass 1978).

Deve essere usato il solo termine *lassativo*. Inoltre, farmacologicamente i lassativi non possono essere paragonati in base all'intensità dell'effetto ottenuto, in quanto spesso un effetto blando o drastico sul tratto intestinale è relazionabile più alla dose somministrata ed allo stato fisico-patologico del soggetto che a reali differenze nell'attività intrinseca del farmaco.

Probabilmente la migliore classificazione dei lassativi è quella che considera l'azione del lassativo sulla secrezione e sulla motilità, con o senza componente secretiva (Tabella 1.2). La farmacologia dei singoli lassativi può essere discussa senza la necessità di ricorrere a schemi o paradigmi. Ogni lassativo, infatti, può essere liberamente descritto in termini di effetti sulla mucosa intestinale e/o sulla muscolatura. Il lettore sarà capace di identificare facilmente i lassativi, siano essi naturali o sintetici, e confrontare le attività relative ai lassativi appartenenti alle diverse classi.

Tabella 1.2. Classificazione dei lassativi in base alla loro azione su secrezione e motilità intestinale

Meccanismo d'azione	Esempi	Sito d'azione
*Ritenzione intraluminale di liquidi**		
Chimico (osmotico)	Ioni scarsamente assorbiti ($MgSO_4$, $Mg(OH)_2$, Na_2SO_4, ecc.); disaccaridi scarsamente assorbiti (lattulosio, lattosio), zuccheri alcolici (sorbitolo, mannitolo, glicerolo); glicerina; polietilenglicole	Intero intestino
Fisico (adsorbente)	Agenti formanti massa o idrofili (fibra alimentare, psillio, policarbofil, guar)	Intero intestino
	Agenti lubrificanti (olio minerale)	Intero intestino
Effetto diretto sulla motilità		
Con componente secretiva	Antrachinoni (senna, cascara, frangola, rabarbaro, aloe)**	Crasso
	Derivati del difenilmetano (bisacodile, picosolfato di Na)	Intero intestino (il picosolfato di Na agisce solo sul crasso)
	Colchicina	Preferenzialmente il tratto intestinale finale
	Olio di ricino	Intero intestino
	Agenti tensioattivi (diottilsulfo-succinato; acidi biliari)	Intero intestino
	Analoghi della prostaglandina (misoprostol)	Crasso
Senza componente secretiva	Agonisti 5 – HT_4 (cisapride, tegaserod, procalopride)	Crasso
	Agonisti colinergici (betanecolo, neostigmina)	Crasso

*Possibile effetto secondario sulla motilità; **l'effetto sulla secrezione si ha solo per dosi elevate

Molti lassativi presentano anche effetti, per esempio sul metabolismo lipidico o su altri organi e tessuti. Così pure alcuni lassativi possono essere utili per preparare l'intestino ad indagini endoscopiche oppure in caso di intossicazione da alimento, da farmaci o da veleni (Tabella 1.3).

Tabella 1.3. Indicazione, dosaggio e tempo di insorgenza d'azione di alcuni lassativi [Da Schiller (2001) modificata]

Indicazione	Agente	Dose media giornaliera per adulti (per os)	Insorgenza dell'azione (ore)
Preparazione del colon	Olio di ricino	30-60 ml	2-6
	Bisacodile	10-20 mg	
	Magnesio citrato	240-300 ml	
	Soluzione di polietilenglicole (PEG)	4 litri (nelle 3-4 ore)	1
Costipazione			
	Senna	15-60 mg	6 - 12
	Cascara (estratto fluido)	5 ml	6 – 12
	Crusca (fibra)	20 mg	12 – 72
	Psillio	4-30 g	12 – 72
	Sali di magnesio	2-30 g	0,5 – 3
	Fosfato di sodio	4-8 g	0,5 – 3
	Oli minerali	15-45 ml	6 – 8
	Fenolftaleina*	60-100 mg	6 - 8
	Bisacodile	10-20 mg	6 – 8
	Sorbitolo (sciroppo)	15-60 ml	24 – 48
	Lattulosio (sciroppo)	15-60 ml	24 – 48
	Metilcellulosa	4-6 g	12 – 72
	Acido deidrocolico	750-1500 mg	6-8
	Betanecolo	25-50 mg	
	Cisapride	20 mg	
	Misoprostol	200-400 mg	
	Colchicina	0,6 mg	
Ingestione sostanze tossiche			
	Soluzione di PEG	4 litri (3-4 ore)	1
	Magnesio citrato	240-300 ml	

* In disuso in Italia. Altri agenti con potenziale terapeutico nella costipazione sono il lubi-prostone (attivatore dei canali del Cl-), approvato dalla FDA degli Stati Uniti nel febbraio 2006; il renzapride (agonista 5-HT4); gli antagonisti oppioidi (naloxone, metilnaltrexone, alvimopan); l'NT-3 (fattore neutrofilo ricombinante umano) e l'MD-1100 (agonista del guanilato ciclasi C) (Da Lembo 2006)

Abbiamo deliberatamente deciso di non riferire in modo esaustivo ogni effetto dei lassativi inclusi in questa monografia. Sarà tuttavia presentato un background che fungerà da base per le diverse sostanze e sarà discussa la farmacologia dei lassativi comuni e non, dando maggior attenzione alle formulazioni orali. Infine, in questo volume non saranno trattate altre formulazioni (quali ad esempio clisteri e supposte), utilizzate per favorire l'evacuazione o altre indicazioni diverse della costipazione.

2. La costipazione: le basi per un uso razionale dei lassativi

2.1 Considerazioni generali

Abbiamo appena detto che non è facile definire la stipsi in quanto ognuno tende ad avere il proprio concetto di costipazione basato sull'esperienza personale. L'alvo varia molto tra individuo ed individuo, così la "costipazione" per una persona, può essere una condizione normale per un'altra. Alcuni pazienti lamentano pesantezza o sensazione di pienezza nell'addome e credono di essere costipati, anche se l'evacuazione è avvenuta in giornata o il giorno precedente. Altre persone, nonostante abbiano un alvo regolare, si dichiarano stitiche se le feci sono poche o la defecazione richiede sforzo. Thompson (1979) studiò la frequenza media di evacuazione nella popolazione (impiegati delle poste, infermiere, operai nelle fabbriche londinesi, contadini) e vide che circa il 70% di essi avevano una evacuazione giornaliera; di questi però il 7% si considerava stitico nonostante solo pochi lamentassero feci dure o irregolari. Il 20% dei pazienti studiati faceva un uso regolare di lassativi; ciò accade in quanto persiste una vecchia convinzione, specialmente negli anziani, che una defecazione quotidiana sia sintomo di salute. Questo ha contribuito a creare confusione diffondendo, in molti soggetti, l'idea errata di ricorrere ad un lassativo se non si ha una evacuazione quotidiana.

La costipazione deve essere considerata un sintomo, non una malattia (Arce e coll. 2002): ciò può significare (i) una diminuita frequenza di evacuazione rispetto al solito, (ii) un volume di feci minore rispetto a quello che può essere considerato normale, (iii) la mancanza di urgenza di evacuare, (iv) difficoltà nell'espellere le feci, (v) senso di evacuazione incompleta, (vi) dolori somatici durante i giorni in cui non si è verificata l'evacuazione.

Sono stati fatti diversi tentativi per definire clinicamente la stipsi in termini di peso della massa fecale, consistenza, tempo del transito e sforzo necessario alla defecazione (Haubrich 1985). Il peso delle feci e la consistenza non sono buoni indicatori; allo stesso modo, la misura dello sforzo necessario per l'eliminazione delle feci è strettamente correlata alla personale concezione di sforzo; infatti, ciò che per un individuo potrebbe essere considerata una difficoltà nell'evacuazione, può essere del tutto normale per un altro. Clinicamente, il tempo di transito può essere un valido indicatore della funzione intestinale: la riduzione di questo, in associazione ad una ridotta quantità di feci, può infatti essere utile nella diagnosi della costipazione. Tuttavia i costi ed il tempo necessari per effettuare studi sul transito intestinale fanno sì che queste analisi siano impraticabili per la maggior parte dei pazienti che lamentano i sintomi della costipazione.

Il colon è comunemente sede di diverse patologie e si crede che svolga un ruolo importante nell'insorgenza della costipazione. Nel 1930 Campbell e Detwiller, Autori del libro intitolato "Colon pigro: nuovi metodi e ultimi ritrovati della scienza nel trattamento della costipazione", hanno sottolineato l'importanza di frequenti evacuazioni per ripulire l'organismo dalle tossine alimentari; in caso contrario ci sarebbe un aumento della predisposizione a malattie intestinali, del senso di fatica e della pressione sanguigna. Nella prima metà del secolo scorso per prevenire "l'autointossicazione" era addirittura consigliato ai bambini di due o tre anni la rimozione dell'intestino crasso insieme all'appendice!!

Ma la costipazione è un'alterazione della motilità, delle funzioni di assorbimento e secrezione del colon o una combinazione di entrambi i fattori? Quale parte del colon è coinvolta nell'insorgenza della costipazione? È noto che, in condizioni normali, il tono basale, la segmentazione ritmica ed i movimenti peristaltici spingono il materiale semifluido verso la parte sinistra del colon richiamando una quota di liquidi così che le feci contengano il 70% di acqua e possano facilmente transitare.

2.2 Cause che determinano la stipsi

La stipsi può dipendere da cause organiche sistemiche che possono essere endocrine (ipotiroidismo, diabete, ecc.), metaboliche (disidratazione, porfiria, ecc.), neurologiche (morbo di Parkinson, sclerodermia, ecc.) e psichiche (depressione, anoressia, psicosi croniche, ecc.) (Tabella 2.1). Può inoltre dipendere da cause locali, in seguito ad ostruzioni intraluminali (tumori, stenosi, ecc.) ed extraluminali (tumori, ernie, prolasso rettale) o da alterazioni muscolari (malattia diverticolare, distrofia miotonica, ecc.) oppure da processi flogistici a carico della mucosa intestinale (proctosigmoidite).

Tabella 2.1. Cause organiche di stipsi

Categorie di disturbi	Disturbi specifici	
A. Sistemici		
Endocrini/metabolici	Ipotiroidismo	Acidosi
	Ipercalcemia	Uremia
	Iperpotassiemia	Diabete
	Feocromocitoma	Porfiria
Neurologici periferici	Morbo di Hirschsprung	Morbo di Chagas
	Ganglioneuromatosi	Paraplegia
	Sclerosi multipla	Sclerodermia
	Neuropatie paraneoplastiche	
Sistema nervoso centrale	Depressione	Tumori
	Morbo di Parkinson	Anoressia nervosa
	Psicosi cronica	Meningocele
	Danni cerebrovascolari	Traumi al nervo erigente o al midollo
B. Locali		
Ostruzione extraluminale	Tumori	Ernie
	Valvolite cronica	Proctoptosi
Ostruzione luminale	Tumori	Stenosi ischemica
	Restringimenti	Endometriosi
	Stenosi infiammatoria	
Muscolare	Diverticoli	Distrofia miotonica
	Sclerosi sistemica	Corionite
	Sindrome del colon irritabile	
Infiammazione mucosale	Proctosigmoidite	
Rettale	Proctiti ulcerative	
	Rettocele	
Anale	Restringimento	Emorroidi
	Ragadi	Prolasso mucoso
	Ascessi	Stenosi

Stipsi si può anche avere per un difetto nella espulsione delle feci: diminuita pressione addominale per eccessiva magrezza, lesioni anali (ragadi, ascessi, emorroidi, prolasso mucoso, stenosi), alterazioni della sensibilità ano rettale con interruzione del "circuito fisiologico" della defecazione o per una alterazione (rarefazione) della flora batterica e conseguente dilatazione del colon. Sicchè, pur arrivando normalmente le feci nell'ultimo tratto dell'intestino, non si ha lo stimolo alla defecazione. In questi casi di **stipsi secondaria** l'uso dei lassativi non solo risulta inutile, ma addirittura dannoso, in quanto può ritardare la diagnosi della malattia di base.

La stipsi può anche dipendere dall'assunzione di farmaci (**stipsi iatrogena**): i farmaci che possono comportare costipazione appartengono ad un largo numero di classi terapeutiche (Tabella 2.2).

Gli analgesici oppiacei, ad esempio, stimolano le contrazioni della muscolatura circolare intestinale, restringendo così il flusso del contenuto luminale; gli anticolinergici e gli antidepressivi triciclici bloccano l'azione

Tabella 2.2. Farmaci che causano stipsi

Classe terapeutica	Farmaci
Anestetici	Anestetici gassosi
Antiacidi	Sali di calcio ed alluminio
Anoressizzanti	Amfetamine
Ansiolitici	Benzodiazepine
Antiaritmici	Verapamile
Anticolinergici	Atropina
Anticonvulsivanti	
Antidepressivi	Triciclici, MAO inibitori
Antidiarroici	Loperamide
Antistaminici	Anti-H$_1$
Ipolipidemizzanti	Colestiramina, colestipolo
Antipertensivi	Clonidina, prazosin, metildopa
Antinfiammatori	FANS (indometacina)
Antineoplastici	Derivati della vinca, decarbazina
Antipsicotici	Fenotiazine
Solfato di bario	
Bismuto	
Bloccanti dei canali del calcio	Verapamile
Diuretici	Benzotiazide, diuretici risparmiatori di K
Antiparkinsoniani	
Bloccanti gangliari	Guanetidina
Ematinici	Ferro
Lassativi, quando assunti cronicamente	Antrachinoni, derivati del difenilmetano
Oppiacei	

dell'acetilcolina su secrezione e motilità intestinale. I diuretici, invece, agiscono diminuendo l'idratazione delle feci, aumentando l'assorbimento di ioni e acqua o inibendone la secrezione. I farmaci per il trattamento del morbo di Parkinson, gli antipertensivi, gli inibitori delle monoaminossidasi (MAO inibitori), gli antipsicotici ed i bloccanti gangliari agiscono alterando il rilascio o l'azione dei neurotrasmettittori sulla mucosa intestinale e sulla muscolatura liscia. Altri farmaci, quali la colestiramina, agiscono abbassando i livelli del colesterolo nel sangue in quanto si legano agli acidi biliari luminali e ne impediscono l'azione secretagoga. Il ferro e il bismuto causano costipazione con un meccanismo ancora sconosciuto; anche altri metalli pesanti, come il bario e il piombo, causano costipazione (Brunton 1990; Racagni e coll. 1986). Infine, anche gli stessi lassativi, se usati cronicamente, possono provocare costipazione ("effetto *rebound*"). In questi casi basta sospendere il trattamento in corso perché la stipsi scompaia.

Comunque, per i lassativi il vasto campo di applicazione è rappresentato, anche se erroneamente, dalla **stipsi funzionale** che è il risultato della interazione di disturbi della motilità intestinale ed errate abitudini dietetiche, oltre che di una ridotta attività fisica. Un'alimentazione povera di fibre vegetali e di apporto di liquidi porta ad una maggiore consistenza e durezza delle feci, tale da ritardare il transito e renderne difficile l'espulsione. La vita sedentaria negli anziani e negli obesi e la gravidanza nelle donne, riducono gli stimoli alla defecazione e compromettono l'efficienza del torchio addominale (Wald e coll. 1982; Anderson 1986). La defecazione, inoltre, nella tumultuosa vita d'oggi, viene sovente posposta e ciò comporta una aumentata distensibilità del canale rettale ad opera del materiale fecale, prima che venga raggiunta la soglia dello stimolo alla defecazione. Questa forma di stipsi funzionale, denominata anche **dischezia rettale**, inizia dall'infanzia, progredisce fino all'età avanzata, giungendo talora a quadri drammatici di atonia intestinale. Essa è prodotta anche dall'abuso di lassativi, incongruamente impiegati per anni.

Nella Tabella 2.3 sono riportati, schematicamente, gli obiettivi da perseguire per un trattamento razionale della costipazione funzionale. Il primo obiettivo è quello di rassicurare il paziente sulla innocuità dei sintomi e sulla possibilità di un completo ritorno alla normale funzionalità intestinale mediante una paziente rieducazione dell'alvo. Inoltre, deve essere sottolineata sia l'importanza di regolarizzare l'evacuazione (ad esempio dopo la prima colazione o dopo cena) che l'utilità di effettuare una moderata attività fisica ed esercizi appropriati per contrarre i muscoli addominali.

Un altro obiettivo è quello di aumentare l'introduzione di liquidi (almeno 2 litri nelle 24 ore) e di migliorare la dieta aumentando il consumo di cibo

Tabella 2.3. Trattamento della costipazione funzionale

• Educare e rassicurare il paziente
• Aumentare il consumo di cibi ricchi di fibre
• Aumentare l'assunzione giornaliera di acqua
• Abolire l'abitudine all'assunzione di lassativi

ricco di fibre. Particolarmente ricchi di fibre (8-15%) sono i cereali integrali quali frumento, riso, avena, mais, orzo, granturco ed i prodotti di uso comune che ne derivano. Altrettanto ricchi di fibre sono i legumi secchi (10%) e quelli freschi (5%), la frutta e la verdura a foglie larghe (Tabella 2.4). Le quantità di fibre sono invece moderate nella farina tipo 0 e nei derivati preparati (pane e pasta) con cereali raffinati (1-3%) mentre privi di fibre sono i derivati del latte, le uova, le bibite e la carne. L'assunzione di fibre alimentari è un buon approccio nel trattamento della costipazione funzionale. L'effetto lassativo della crusca, infatti, è noto sin dall'antichità e l'utilizzo di fibre nell'alimentazione è tutt'oggi incoraggiato. Poco dopo l'inizio di questo secolo, il chirurgo-fisiatra John Kellogg (Bettle Creek, Michigan, dei famosi cereali Kellogg) ha promosso i benefici della dieta ricca di fibre di cui si parlerà nel Capitolo 5. È vero che la validità di alcune delle misure raccomandate per il trattamento della costipazione (l'aumento della quantità di liquidi, l'attività fisica, la dieta ricca di fibre) sono discutibili (Bennett e Cerda 1996), tuttavia è preferibile cercare di migliorare la stipsi con mezzi non farmacologici prima di ricorrere ai lassativi (Tabella 2.5). Sulla base delle ricerche sui cambiamenti pressori del colon, la stipsi funzionale è stata definita come **spastica** o **ipotonica**: nel primo caso è il risultato di una eccessiva contrazione segmentale nel colon retto; nel secondo caso, invece, è causata da ridotte contrazioni e spesso è associata all'uso cronico di lassativi. In generale, casi seri di costipazione richiedono un trattamento con lassativi, mentre la costipazione di natura spastica, comune nella sindrome del colon irritabile, è associata ad un rallentamento del transito causato dalla contrazione della muscolatura circolare del colon; talvolta tale condizione si associa con un quadro di pseudo-diarrea, sostenuto da ipersecrezione mucosa del sigma, per cui si ha emissione ritardata di feci liquide perché stemperate di muco. Il principale sintomo della costipazione spastica è il dolore addominale, che si allevia con l'evacuazione; inoltre, possono essere presenti anche ansia ed irritabilità. In questi casi un supporto psicologico, farmaci ansiolitici e l'assunzione di quantità limitate di fibre (questa può accentuare la sintomatologia dolorosa) possono essere utili.

Tabella 2.4. Contenuto di fibre nelle verdure ed in diversi tipi di pane

Tipo di cibo	% di fibra
Arance	0,6
Asparagi	0,7
Banane	0,6
Carciofi	3,2
Carote	1,1
Fagiolini	1,4
Fichi freschi	1,7
Fichi secchi	2,4
Lattuga	0,6
Mandarini	1,0
Mandorle	8,0
Mele	1,0
More	8,0
Noci	8,0
Pane bianco	0,5
Pane di segale	1,2
Pane integrale	1,2
Patate	0,4
Pere	1,4
Pesche	0,6
Piselli	2,2
Pomodori	0,6
Prugne secche	1,8
Spinaci	0,6
Uva	0,5

Tabella 2.5. Trattamento della stipsi funzionale con mezzi non farmacologici

Trattamento	Effetto sulla stipsi
Assunzione giornaliera di fibre*	+ non sempre dimostrato
Esercizio fisico	? mai dimostrato
Aumentare introduzione di liquidi	? mai dimostrato
Ginnastica medica/massaggio addominale	? mai dimostrato
Regolarizzare l'evacuazione	+ non sempre dimostrato

* La convinzione che la stipsi primaria insorge per un ridotto apporto di fibre alimentari nasce da una doppia constatazione: (i) la costipazione è rara nelle popolazioni che fanno uso di fibre vegetali; (ii) molti costipati trovano efficace una dieta ricca di fibra alimentare. Alcuni studi mostrano però che molti soggetti risultano costipati nonostante consumino pasti ricchi di fibre alimentari.

Comunque l'uso dei lassativi non è limitato al trattamento della costipazione. I lassativi, infatti, sono frequentemente utilizzati per assicurare il buon successo di studi diagnostici del tratto gastrointestinale; inoltre, come la maggior parte delle soluzioni osmotiche, essi vengono somministrati ai pazienti prima di una sigmoidoscopia, di clisteri al bario e di una colonoscopia (Ambrose e coll. 1983; Binder 1988; Grundel e coll. 1997; Sharma e coll. 1997). I lassativi sono anche utili in alcuni pazienti per diminuire gli sforzi durante l'evacuazione. Ai pazienti ricoverati per infarto del miocardio o dopo interventi chirurgici all'addome o nella zona ano-rettale, si somministrano lassativi per attenuare lo sforzo necessario all'evacuazione in modo da prevenire, in primo luogo, un inutile stress cardiovascolare e, secondariamente, per prevenire l'insorgenza di disturbi perianali. I lassativi sono anche utilizzati per rimuovere i parassiti dopo la somministrazione di farmaci antielmintici o per favorire l'espulsione di materiale nocivo (cibo o farmaci) dal tratto intestinale (Gaar 1994) L'idea che lo svuotamento dell'intestino ridurebbe l'assorbimento di tossine o di farmaci dati in dosi massicce è un concetto accattivante, mai però dimostrato. L'uso dei lassativi o di soluzioni di lavaggio dovrebbe comunque essere limitato al trattamento di avvelenamenti da agenti che sono lentamente assorbiti dall'intestino. Associare soluzioni di PEG con carbone attivo può essere controproducente perché il PEG può ridurre la capacità adsorbente del carbone (Atta-Politou e coll. 1998). Si fa ricorso all'uso di lassativi anche per il trattamento dell'encefalopatia epatica. Nei pazienti con *shunt* portale-sistemico le proteine nel colon spesso causano un aumento della produzione di ammoniaca: a questi pazienti viene consigliato un lassativo, come ad esempio il lattulosio, per eliminare l'eccesso di ammoniaca.

L'uso dei lassativi è infine sconsigliabile ai pazienti in terapia con antibiotici, in quanto i lassativi possono comportare un'improvvisa diarrea (Capasso 1993) ed ai pazienti digitalizzati, perché l'effetto dei digitalici potrebbe essere intensificato con conseguente insorgenza di effetti avversi (Rondanelli e coll. 1980; Newall e coll. 1996). Infine, sostanze quali la liquirizia, i diuretici ed i corticosteroidi possono interagire con i lassativi provocando ipokalemia (Refit 1996).

2.3 La stipsi acuta e cronica

Poc'anzi abbiamo esaminato, anche se brevemente, le cause che determinano la stipsi. In pratica però si parla di stipsi acuta o cronica, se il disturbo persiste per un periodo superiore ai tre mesi. La prima è il più delle volte una stipsi " semplice" che interviene per un improvviso, ma transitorio, cambiamento delle abitudini alimentari: durante un viaggio, in seguito all'assunzione temporanea di un farmaco, per un breve periodo di malattia che obbliga al letto o al ricovero in ospedale. In queste situazioni il cambiamento di ambiente e di dieta e la ridotta attività fisica, provocano una rarefazione della defecazione e quindi stipsi. In genere la stipsi acuta regredisce con la normalizzazione delle condizioni che l'hanno determinata, tanto più facilmente quanto più il pasto è ricco di fibre. In questi casi un aiuto può anche essere offerto dall'uso di un blando lassativo (lattulosio, psillio, cascara).

Al contrario, la stipsi cronica richiede un serio impegno da parte del medico, sia per inquadrare il disturbo nel modo più corretto, sia per la selezione di opportuni rimedi di tipo dietetico e di tipo terapeutico (Lowy 1960). La stipsi cronica è riscontrabile con una certa frequenza nel bambino, nell'anziano, nelle donne in gravidanza e dopo isterectomia, nelle persone di razza nera ed in quelle appartenenti ad una classe socio economica bassa.

Nel bambino la stipsi è dovuta alla distensione dell'ampolla rettale, in seguito all'accumulo di feci o alla dilatazione congenita di questa parte terminale dell'intestino. Di conseguenza si riduce sensibilmente il riflesso spontaneo dell'evacuazione e diviene difficile svuotare il retto del suo contenuto. La stipsi è frequente anche durante il trattamento di bambini con reflusso gastroesofageo (Mascarenhas e coll. 2005). Il polietilenglicole è efficace e ben tollerato (Biggs e Dery 2006). Dopo il primo "impatto farmacologico" può rendersi necessaria, a causa di recidive, una terapia di mantenimento per mesi o per anni. In questi casi l'impiego di clisteri ammorbidenti (oleosi), di olio minerale e di blandi lassativi (lattitolo, lattulosio, latte di magnesia, sorbitolo, mannitolo, FOS) ed il ricorso ad una dieta ricca di fibre alimentari (5 – 15 g/die) o di farina di cereali, può ripristinare il riflesso retto-anale e ridurre la distensione del serbatoio rettale (Tabella 2.6). La fibra alimentare, oltre a favorire l'evacuazione dell'alvo, consente di evitare il ricorso giornaliero al lassativo, limitandone l'uso a 2-3 somministrazioni settimanali.

Nell'anziano la stipsi può complicarsi per la formazione di fecalomi, masse fecali dure che non completamente eliminate ostacolano il transito del contenuto intestinale. I fecalomi si formano nel colon e soprattutto nel retto, specie nei pazienti anziani obbligati a letto per periodi di tempo prolungati o sottoposti a terapie farmacologiche prolungate nel tempo. La loro eliminazione, mediante rammollimento (clisteri oleosi) del materiale fecale, è essenziale per lo svuotamento dell'alvo. Successivamente si rende indispensabile una dieta arricchita di fibre vegetali (non superiori a 15 g/die).

Tabella 2.6. Quantità di fibra consigliata (g/die)

Adolescente	5 – 15
Adulto	25 – 50
Anziano	10 – 15
In gravidanza	20 – 30
Dopo isterectomia	25 - 50

Sia l'effetto osmotico che procinetico della fibra possono migliorare la motilità intestinale e normalizzare il transito. In caso di parziale risposta può essere utile il ricorso settimanale o bisettimanale ad una fibra purificata (FOS), da sola o in associazione (psillio) oppure l'uso di un lassativo (lattulosio, cascara, senna, bisacodile, ecc.). Due trials clinici controllati hanno messo in evidenza che l'associazione senna/fibra è più efficace del lattulosio e costa di meno (Passmore e coll. 1993a; Passmore e coll 1993b).

Il 40% circa delle donne è soggetto alla stipsi in qualche fase della gravidanza (in particolare dal terzo mese in poi) o in seguito al parto. Le cause sono meccaniche (l'utero, ingrossandosi, comprime sempre di più l'intestino, ostacolando il passaggio delle feci), ormonali (un aumento di aldosterone circolante nell'ultimo trimestre facilita l'assorbimento di liquidi e di elettroliti con conseguente rallentamento del transito intestinale), alimentari (l'alimentazione, e quindi l'apporto di fibre, viene ridotta per contenere l'accrescimento ponderale) e farmacologiche (alcuni farmaci assunti in gravidanza come antiacidi, analgesici e ferro possono causare stipsi). In queste circostanze ripristinare con la dieta il giusto apporto di fibre (20-30 g/die) può essere molto utile. I lassativi (lattitolo, cascara, senna, bisacodile) sono necessari solo quando le misure dietetiche falliscono e c'è il rischio che insorga una stipsi ostinata. Una dieta ricca di fibre è comunque indispensabile, anche perché gli effetti della fibra e del lassativo sono additivi.

La stipsi, purtroppo, è presente anche nel 40% di donne sottoposte ad isterectomia. Le cause sono di natura emotiva, psicologica, ma anche conseguenti alla procedura chirurgica. La rimozione dell'utero e della struttura di supporto può infatti essere causa di un prolasso rettale e quindi di una evacuazione difficoltosa. Anche in questo caso clisteri emollienti ed il ricorso a diete ricche di fibre alimentari (25-50 g/die) possono essere di qualche beneficio; l'uso saltuario di un blando lassativo (cascara, senna) può comunque in tali circostanze rendersi necessario.

3. Il ruolo del trasporto di ioni nell'azione dei lassativi

3.1 Fisiologia delle mucose coinvolte nell'azione dei lassativi

La principale funzione del tratto intestinale è quella di assorbire acqua, elettroliti e nutrienti dal bolo alimentare. La quantità di liquidi che arriva al colon nelle 24 ore è quasi 9 litri (Fig. 3.1). Circa 150 ml di questi liquidi si trovano nelle feci, mentre il 99% viene assorbito, principalmente nel duodeno e nel digiuno (61%), meno nell'ileo (23%), e solo il 15% nel colon (Binder 1989). Soltanto un piccolo volume (2 litri) di liquidi è ingerito durante il giorno, mentre la maggior parte (7 litri) viene secreto dal tratto gastrointestinale: saliva 1,5 litri, succhi gastrici 2,5 litri, bile 0,5 litri, succhi pancreatici 1,5 litri e succo intestinale 1,0 litro. L'acqua lubrifica lo stomaco e l'intestino e facilita il movimento del chimo attraverso il tratto gastrointestinale; inoltre, il liquido aiuta anche a rimuovere i residui del cibo lasciati nel passaggio (funzione di lavaggio), mantenendo così la flora batterica a livelli fisiologici. Infine, queste secrezioni facilitano il passaggio di sostanze (immunoglobuline) dalle cripte e dagli spazi intercellulari a siti più esposti nel lume intestinale (apice dei villi).

Quando l'assorbimento dei liquidi è eccessivo, o quando la secrezione fisiologica è indebolita, le feci diventano disidratate ed il transito intestinale può risultare rallentato; al contrario, l'assunzione di un lassativo per via orale, provoca un accumulo di liquido nel lume intestinale ed un aumento del transito con conseguente facilitazione dell'evacuazione (Binder 1989).

La mucosa dell'intestino tenue e dell'intestino crasso è costantemente coinvolta nel processo di assorbimento e secrezione di acqua e di elettroliti dal lume all'interstizio serosale e viceversa. Esiste una differenza tra le correnti di flusso di soluti e di acqua che consente di valutare l'assorbimento e la secrezione. L'accumulo di fluido nel lume intestinale può essere dovuto o all'inibizione dell'assorbimento o alla stimolazione della secrezione. Poiché ciò che noi misuriamo sperimentalmente è l'assorbimento netto, compreso

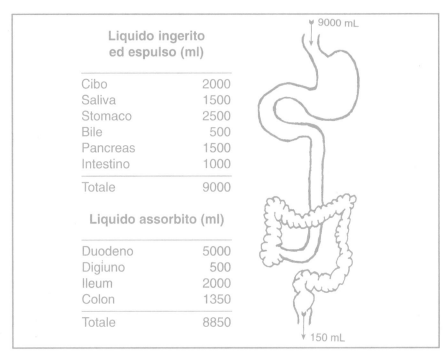

Liquido ingerito ed espulso (ml)	
Cibo	2000
Saliva	1500
Stomaco	2500
Bile	500
Pancreas	1500
Intestino	1000
Totale	9000

Liquido assorbito (ml)	
Duodeno	5000
Digiuno	500
Ileum	2000
Colon	1350
Totale	8850

Fig. 3.1. Trasporto di liquido attraverso il tratto gastrointestinale. *In alto*: volume di fluido che raggiunge il tratto intestinale indicato. *In basso*: volume di fluido assorbito nei diversi tratti

il passaggio bidirezionale del fluido, è difficile capire quale specifico processo sia coinvolto. Nel 1960, Code e coll. tentarono di risolvere questo problema definendo il passaggio di acqua e di altre sostanze dal lume intestinale al sangue e viceversa, rispettivamente come *insorption* ed *exsorption*. In generale, possiamo parlare di assorbimento quando il livello di *insorption* supera quello di *exsorption*; al contrario, quando l'*exsorption* eccede l'*insorption*, si ha accumulo di fluido nel lume (Fig. 3.2). Per convenienza, e per non confondere il lettore, in questa monografia useremo i termini "assorbimento" e "secrezione", con l'intendimento che questi processi descrivono semplicemente il risultato netto di flussi ionici bidirezionali simultanei (Nell e Rummel 1984).

Si deve inoltre tener presente che il termine secrezione è normalmente riferito ad un processo attivo, che si attua ad esempio in risposta alla tossina colerica (Binder 1977). La secrezione e l'assorbimento di acqua ed elettroliti hanno luogo in diversi tipi di cellule epiteliali: quelle che ricoprono i villi si crede siano principalmente coinvolte nell'assorbimento, mentre le cellule delle cripte intestinali si pensa siano correlate alla secrezione. Questa sepa-

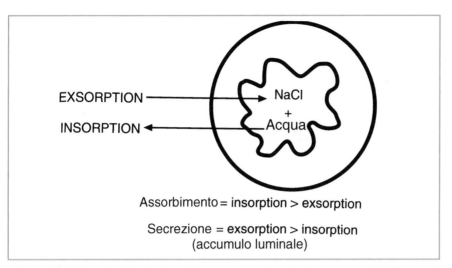

EXSORPTION ——————→ NaCl
                          +
INSORPTION ◄————————— Acqua

Assorbimento = insorption > exsorption

Secrezione = exsorption > insorption
(accumulo luminale)

Fig. 3.2. Definizione funzionale di assorbimento e secrezione (sezione trasversale dell'intestino)

razione tra le funzioni di secrezione e di assorbimento è la conseguenza di diverse evidenze: la distruzione dei villi nell'intestino di coniglio non diminuisce la quantità di fluido secreto in risposta alla tossina colerica (Roggin e coll. 1972) ed inoltre, la secrezione indotta dalla tossina colerica è evidente solo quando è stimolato l'AMP ciclico (AMPc) delle cellule delle cripte (De Jonge 1975). L'AMPc inibisce l'assorbimento, ma non causa secrezione nel *flounder gut*, l'epitelio privo di cellule delle cripte (Field e coll. 1980).

Le membrane luminali (con orletto a spazzola) e quelle basolaterali (serose) degli enterociti rappresentano le due principali barriere al passaggio transepiteliale degli elettroliti (Fig. 3.3). Il fluido intraluminale è di solito isotonico con il plasma e contiene maggiormente ioni Na^+ e Cl^-; tuttavia, poiché la concentrazione di Na^+ nel lume intestinale è maggiore di quella presente nel lume intracellulare, questi ioni entrano passivamente nell'enterocita. Una volta nella cellula, gli ioni Na^+ sono trasportati attivamente attraverso la membrana basolaterale (serosa o controluminale) mediante l'azione di una Na^+/K^+ -ATPasi; l'acqua passa per osmosi. Nell'ileo il trasporto di ioni avviene a doppio scambio: l'assorbimento di Na^+ è legato alla secrezione di ioni H^+, mentre il Cl^- è assorbito in cambio di una molecola di HCO_3^- (Turnberg e coll. 1970). La secrezione dell'acqua e degli elettroliti è un processo fisiologico che controbilancia l'assorbimento. La secrezione basale può essere regolata da agenti neuronali ed ormonali, ma anche direttamente da fattori luminali quali, ad esempio, gli acidi biliari. L'acqua secreta in un tratto dell'intestino può essere successivamente assorbita in un

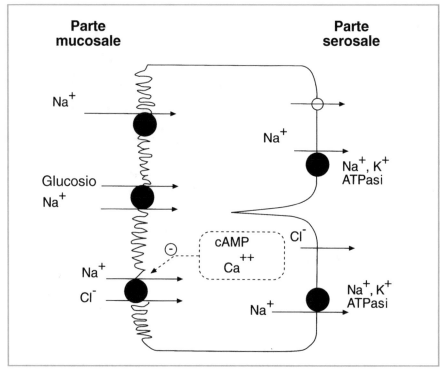

Fig. 3.3 Meccanismi cellulari di trasporto degli ioni nelle cellule epiteliali intestinali

altro tratto distale. L'effetto dei lassativi, dunque, può essere dovuto all'inibizione dell'assorbimento, ovvero alla stimolazione della secrezione attiva dei fluidi: in ogni caso il risultato è l'accumulo di fluido nel lume intestinale. L'aumento della permeabilità epiteliale (per es. per formazione di una *leak*) può portare all'accumulo del fluido luminale. Alcuni lassativi anfipatici (ad esempio acidi grassi a catena lunga o acidi biliari) possono agire, in parte, con questo meccanismo. Al contrario, le sostanze che stimolano la secrezione agiscono principalmente attraverso l'AMPc, la guanosina monofosfato ciclica (GMPc) o il calcio (Ca^{2+}) (Berridge 1983; Case e coll. 1983; Powel 1983). Alcune di queste sostanze (come gli acidi biliari, gli acidi grassi e le enterotossine) agiscono direttamente nel lume, altre mediante interazione con specifici recettori (ad es. acetilcolina, prostaglandine, serotonina, peptide intestinale vasoattivo) localizzati sulla membrana basolaterale degli enterociti. In condizioni normali l'assorbimento prevale, anche se di poco, sulla secrezione. Questo delicato equilibrio può essere però alterato nel colon al punto da provocare stipsi (eccessivo assorbimento) o diarrea (secrezione netta di acqua).

3.2 Secondi messaggeri

Fino al 1975 l'AMPc era considerato il principale secondo messaggero coinvolto nella stimolazione della secrezione intestinale: questa convinzione scaturiva dal fatto che agenti secretagoghi quali la tossina colerica, la teofillina, le prostaglandine ed il peptide intestinale vasoattivo (VIP) aumentavano i livelli tessutali di AMPc. Successivamente, è stato dimostrato che la serotonina, il carbacolo (un agonista colinergico) e lo ionoforo del calcio A_{23187} erano in grado di stimolare la secrezione intestinale in numerosi test sperimentali (Donowitz e Welch 1987). Tuttavia, questi agonisti incrementavano la quota di calcio intracellulare senza però influenzare i livelli di AMPc, suggerendo così che lo stesso calcio intracellulare fosse in grado di mediare il trasporto di NaCl. La situazione è però complicata dal fatto che l'AMPc è in grado di evocare il rilascio del calcio (Ca^{2+}) dai mitocondri e che il calcio extracellulare che entra nel citoplasma aumenta l'idrolisi del fosfatidilinositolo e dei polifosfoinositi associati alla membrana (Berridge 1983), fattori che regolano l'omeostasi del calcio stesso. Ulteriori esperimenti (Hardcastle e Wilkins 1970; Bolton e Field 1977) hanno dimostrato il coinvolgimento del Ca^{2+} intracellulare ed extracellulare nell'effetto dei secretagoghi intestinali e dei lassativi.

Una grande varietà di sistemi enzimatici coinvolti nelle funzioni metaboliche e nel trasporto degli ioni nelle cellule epiteliali e nel muscolo liscio sono Ca^{2+}-dipendenti (Tabella 3.1). Il Ca^{2+} esercita molte delle sue funzioni attraverso la calmodulina, una proteina regolatrice Ca^{2+}-dipendente, presente nelle cellule epiteliali; il coinvolgimento della calmodulina nella regolazione della secrezione intestinale è dimostrato dal fatto che inibitori della calmodulina, come la trifluoroperazina, prevengono o inibiscono la secrezione causata da secretagoghi che agiscono aumentando la quota di calcio intracellulare (Donowitz e Welsh 1987).

Tabella 3.1. Sistemi enzimatici Ca^{2+}- dipendenti

Adenililato ciclasi*	Chinasi della catena leggera miosinica
Ca^+ - ATPasi	Na^+, K^+-ATPasi
Fosfodiesterasi nucleotidica ciclica	Ossido nitrico sintasi
Fruttosio 1,6-difosfato	Fosfolipasi* (alcune)
Guanilato ciclasi*	Fosfofructokinasi
Glicerolo fosfato diidrogenasi	Fosforilasi β-kinasi*
Chinasi glicogeno sintasi	Piruvato carbossilasi
Isocitrato deidrogenasi	Piruvato deidrogenasi
Lipasi* (alcune)	Piruvato chinasi

*Mediati dalla calmodulina

3.3 Gli autacoidi e i mediatori paracrini

Da diversi anni sono stati identificati numerosi mediatori endogeni che influenzano la regolazione dei fluidi e della secrezione nel tratto intestinale. I mediatori paracrini sono rilasciati da una cellula ed influenzano le cellule ad essa adiacenti (per es. l'istamina rilasciata dai mastociti della mucosa può stimolare la secrezione delle cellule epiteliali). Altri autacoidi, invece, possono essere prodotti dalle stesse cellule sulle quali agiscono (per es. le prostaglandine) ovvero possono agire su cellule diverse da quelle dalle quali sono stati prodotti, arrivando ad esse attraverso il microcircolo (per es. la bradikinina).

Le prostaglandine svolgono un ruolo importante nella regolazione fisiologica del trasporto di acqua ed elettroliti nell'intestino. La loro biosintesi ha inizio con uno stimolo aspecifico, quale ad esempio un danno alla membrana, o con la stimolazione delle cellule da parte di ormoni, neurotrasmettitori o altri autacoidi (Rask-Madsen e Bukhave, 1981). A livello intestinale le prostaglandine sono sintetizzate nello strato subepiteliale sottostante le cellule secretrici epiteliali (Balaa e Powell 1986). Le prostaglandine causano un incremento dei livelli di AMPc nelle cellule delle cripte e nelle cellule dei villi, suggerendo così che siano in grado di produrre una secrezione attiva AMPc-mediata (Rask-Madsen e Bukhave 1983). Tuttavia, studi *in vitro* hanno dimostrato che la concentrazione delle prostaglandine è 100-1000

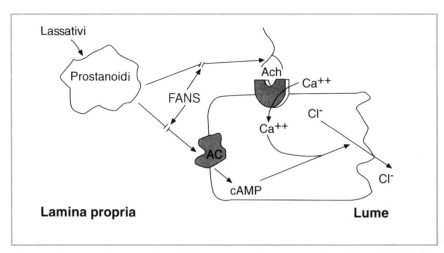

Fig. 3.4. I prostanoidi come mediatori della secrezione intestinale indotta dai lassativi. *FANS*, farmaci antinfiammatori non steroidei; *Ach*, acetilcolina. Un potenziale meccanismo d'azione di alcuni lassativi; vedi testo (Modificato da Gaginella 1990a)

volte più bassa di quella richiesta perchè l'AMPc induca la secrezione. Questi dati, ed il fatto che la serotonina e gli agonisti colinergici sono in grado di indurre la secrezione stimolando la sintesi delle prostaglandine e l'aumento di ioni calcio (Ca^{2+}) intracellulare senza però influenzare l'AMPc, portano ad ipotizzare che le prostaglandine stimolino la secrezione dei fluidi indipendentemente dall'AMPc. I lassativi anfipatici, quali acidi grassi a catena lunga come l'acido ricinoleico (dall'olio di ricino), possono stimolare la secrezione del Cl⁻ mediante la produzione di prostanoidi (Fig. 3.4). Un'altra sostanza endogena in grado di stimolare la secrezione degli elettroliti nell'intestino, è il fattore attivante le piastrine (PAF) (Benveniste 1988; McNaughton e coll. 1991)

È stato dimostrato che la somministrazione dell'olio di ricino o dei derivati del difenilmetano, ma non della senna, aumenta la produzione di PAF nel tratto digestivo (Pinto e coll. 1989; Izzo e coll. 1993) e causa diarrea. Tuttavia, al momento non ci sembra che esista qualche dato circa l'effetto del PAF sull'accumulo di acqua nell'intestino e sulla secrezione degli elettroliti *in vivo* (Izzo 1996b). È stato dimostrato che il PAF induce la secrezione di Cl⁻ nel colon di ratto. Quest'effetto non è però mediato dai recettori specifici del PAF, probabilmente perché il PAF è una piccola molecola lipidica che può agire direttamente sulle membrane cellulari prescindendo dai recettori (Buckley e Hoult 1989).

Recentemente è stato anche dimostrato che la via biosintetica del monossido di azoto (NO) è coinvolta nell'effetto dei lassativi antranoidi e non (Fig. 3.5). Tuttavia, non è ancora ben chiaro il ruolo del PAF e dell'NO nella secrezione

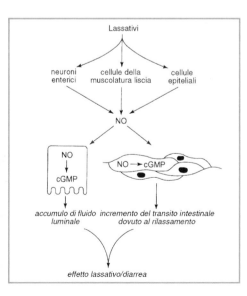

Fig. 3.5. Schema del possibile coinvolgimento dell'NO nell'azione farmacologica dei lassativi. I lassativi agiscono sulle cellule epiteliali, sui neuroni enterici e sulle cellule della muscolatura liscia intestinale evocando il *release* di NO. L'NO una volta liberato agisce sulle cellule epiteliali stimolando la secrezione di anioni e l'accumulo di fluido luminale. L'NO rilascia anche la muscolatura circolare intestinale e pertanto produce un aumento del diametro luminale che risulta in un aumento del transito intestinale. L'incremento del transito intestinale e l'accumulo di fluido intraluminale causano un effetto lassativo o diarrea, in funzione della dose utilizzata

e nell'assorbimento di acqua ed elettroliti a livello intestinale (Tarnai e Gaginella 1993; Izzo e coll. 1994, 1996, 1998; Mascolo e coll. 1994a, 1994b).

3.4 Il controllo neuronale

L'intestino accoglie una vasta rete di neuroni intrinseci ed è innervato dalle fibre estrinseche dei rami parasimpatico e simpatico del sistema nervoso autonomo. La maggior parte dei nervi è ristretta ai grandi plessi localizzati nella submucosa e tra i due strati muscolari. Tuttavia, il controllo neuronale delle funzioni gastrointestinali non è mediato soltanto dal sistema adrenergico e colinergico, ma anche dai nervi peptidergici e dai nervi che rilasciano NO (Brooks 1993).

La regione delle cripte è ampiamente innervata dalle fibre estrinseche adrenergiche: gli effetti della stimolazione elettrica dei nervi adrenergici sul trasporto degli elettroliti e del fluido intestinale sono stati ampiamente studiati sia *in vitro* che *in vivo*. Alcuni di questi studi hanno mostrano che questo tipo di stimolazione aumenta l'assorbimento di ioni Na^+ e Cl^- e diminuisce la secrezione degli anioni; probabilmente, tale effetto sul trasporto degli elettroliti è legato ad un generale aumento dell'assorbimento e ad una diminuzione della secrezione del fluido luminale. Questi cambiamenti sono la conseguenza della diretta azione sui recettori α_2-adrenergici dell'enterocita o dell'inibizione della secrezione. Anche i neuroni colinergici influenzano il trasporto degli ioni attraverso l'epitelio: l'acetilcolina e gli antagonisti muscarinici di sintesi aumentano la secrezione di ioni Cl^- (Gaginella 1990a). Questo può essere considerato un effetto fisiologico sul trasporto degli ioni nell'intestino, tuttavia, una iperattività colinergica, in risposta a stimolazione vagale, come nel caso della sindrome del colon irritabile, può comportare l'insorgenza di diarrea di tipo nervosa.

Saggi di immunoistochimica hanno identificato i peptidi coinvolti nell'attività del sistema nervoso mienterico e di quello submucosale tra cui la sostanza P, il VIP, le encefaline, la somatostatina e la colecistochinina. Tra questi, il VIP meglio rispetta i criteri convenzionali di neurotrasmettitore: è localizzato in prossimità dell'epitelio intestinale, nelle cripte e nei villi, e causa secrezione di ioni Cl^- nell'intestino tenue e nel colon (Gaginella e coll. 1982). La Fig. 3.6 illustra l'ipotetico coinvolgimento dei recettori epiteliali α_2-adrenergici, dei recettori muscarinici, della somatostatina e del VIP. Sono riportati i recettori degli autacoidi, in particolare delle prostaglandine e della bradikinina ed il loro legame con i secondi messaggeri quali il calcio e l'AMPc.

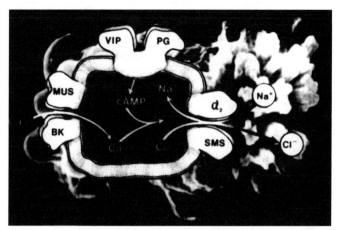

Fig. 3.6. Probabile coinvolgimento dei recettori neuroumorali nel trasporto ionico nelle cellule epiteliali. La rappresentazione non specifica la natura delle cellule (villi, cripte). I recettori muscarinici (*MUS*) e della bradikinicina (*BK*) sono espressi sulle membrane basolaterali degli enterociti e sono coinvolti nella secrezione Ca^{2+}-mediata del cloruro (Cl^-); anche se è rappresentato solo l'influsso del Ca^{2+} extracellulare, potrebbe verificarsi anche il rilascio del Ca^{2+} intracellulare. I recettori del polipeptide intestinale vasoattivo (*VIP*) e delle prostaglandine (*PG*), localizzati sulle membrane basolaterali, evocano la secrezione degli anioni, processo in cui l'AMP ciclico (*cAMP*) funge da secondo messaggero. I recettori α_2-adrenergici (α_2) ed i recettori della somatostatina (*SMS*) promuovono il passaggio dei cationi dal distretto luminale a quello serosale dell'epitelio e/o inibiscono il passaggio cellulare del Cl^- nel lume. Questi due recettori svolgono funzioni cellulari simili ma non sono strutturalmente uguali. (Da Gaginella 1990b)

4. Motilità intestinale ed azione dei lassativi

4.1 Meccanismi di controllo della motilità

Le contrazioni coordinate della muscolatura liscia intestinale permettono un mescolamento del chimo con i fluidi intestinali e ne promuovono l'avanzamento lungo il tratto intestinale (in senso aborale). Le onde contrattili dell'intestino tenue (movimenti pendolari) causano la segmentazione ritmica che permette un rapido rimescolamento del contenuto luminale. Questi movimenti non propulsivi sono accompagnati da movimenti peristaltici (propulsivi), onde contrattili e rilassamento degli anelli interaustrali che spingono il materiale fecale semi fluido verso il colon. Una riduzione della motilità del colon permette il riassorbimento di acqua ed elettroliti fino a quando non si siano formate, nella parte distale del colon, le feci semisolide (100-250 g al giorno). Le contrazioni retrograde (movimenti retroperistaltici) causano l'arresto o il rallentamento del transito; al contrario, l'attività motoria post prandiale promuove il cammino del contenuto intestinale in direzione del retto (Weisbroadt 1987).

La motilità intestinale è regolata da meccanismi miogenici, ormonali e neuronali (Christensen 1987). Le membrane cellulari del muscolo liscio intestinale sono polarizzate e depolarizzate con un ritmo regolare. Questo ritmo elettrico basale viaggia lungo l'intestino con una frequenza che varia da segmento a segmento. Quest'attività miogenica è modulata da neuroni autonomi estrinseci; tuttavia, esiste anche un controllo neuronale intrinseco esercitato dai nervi del plesso mienterico e submucosale.

La motilità dell'intestino tenue è fondamentalmente organizzata in due diversi *patterns* regolati dallo stato del processo digestivo (Bueno e coll. 1988; Sarna e Otterson 1988). Il pattern motorio, o complesso della migrazione motoria (MMC), consiste in contrazioni che si propagano per lunghe distanze, con una frequenza decrescente dal duodeno fino all'ileo. Il MMC ha origine nel duodeno e migra fino alla valvola ileo-cecale; ha una durata di 6-8 minuti per ogni specifica porzione e, nell'uomo, si ripete ciclicamente ogni 120 minuti.

Nel MMC si possono distinguere tre fasi: (i) una fase di quiescenza; (ii) una fase caratterizzata da un'attività motoria irregolare che diventa man mano più intensa; (iii) una fase di contrazioni ritmiche che viaggiano lungo l'intestino (Bueno e coll. 1988; Sarna e Otterson 1988). Dopo i pasti, il MMC si interrompe per 5-7 ore ed è sostituita da continue contrazioni irregolari; questo periodo è caratterizzato da una ben definita coordinazione antro-duodenale (Bueno e coll. 1988). Un recentissimo studio condotto in pazienti con costipazione cronica ha mostrato un pattern delle contrazioni dell'intestino tenue irregolare, con assenza della fase III del MMC in alcuni pazienti, un normale MMC associato ad una diminuita ampiezza delle contrazioni (disordine miopatico) in altri pazienti ed entrambi i tipi di disordini motori in altri pazienti ancora (Madrid e Defilippi 2006). Questo studio mostra che il MMC svolge anche se in parte, un ruolo nella costipazione cronica ed è la causa di disordini motori a carico dell' intestino tenue.

Anche gli autacoidi e gli ormoni possono modificare la contrazione della parete muscolare intestinale (Bardon e Deragnaucourt 1985; Bennett 1992). Il PAF, la gastrina, la motilina e la colecistochinina stimolano le contrazioni intestinali, mentre la secretina, il glucagone, il VIP e l'NO le inibiscono. Il transito intestinale può essere rallentato non solo da stimoli neuronali, ma anche da condizioni patologiche; inoltre, il rallentamento del transito può essere aggravato dalla disidratazione delle feci, che porta alla costipazione. L'aumento del tono muscolare intestinale (come succede con gli oppioidi) può ridurre il tempo del transito ed il volume del fluido luminale. La dilatazione dell'intestino può evocare la secrezione attraverso un meccanismo di tipo riflesso (Caren e coll. 1974; Itasaka e coll. 1992); tale secrezione aiuta a rimuovere i residui dal lume intestinale e mantiene basso il livello dei batteri residenti.

Contrariamente a quanto comunemente si crede, il transito intestinale è rallentato da un aumento della motilità della muscolatura circolare, in quanto ciò provoca una restrizione del lume intestinale. Questa è la principale causa di costipazione e costituisce uno degli effetti farmacologici, a livello intestinale, della morfina e, più in generale, degli oppioidi. Al contrario, quando la muscolatura circolare si contrae meno frequentemente o meno energicamente, il transito aumenta con conseguente effetto lassativo. La Fig. 4.1 illustra schematicamente questo concetto.

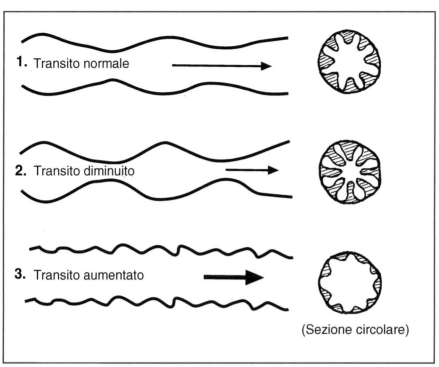

Fig. 4.1. Relazione tra l'attività della muscolatura liscia circolare ed il transito intestinale. **1.** Normale; **2.** Aumento dell'attività causata dall'uso di oppiodi (costipazione); **3.** Ridotta attività dopo l'utilizzo di olio di ricino (diarrea) (Da Gaginella 1977)

4.2 La defecazione

Le feci arrivano al retto soltanto quando la defecazione sta per cominciare. Il riempimento del retto e la sua distensione, che è il risultato di un aumento pressorio, conseguente alla spinta che i movimenti dal colon esercitano sulle feci, determina una serie di riflessi. In successione avviene: rilasciamento degli sfinteri anali interni; contatto delle feci con la mucosa del canale anale; rilasciamento dello sfintere anale esterno; defecazione. Questa risposta riflessa scompare in 2 minuti se non viene esaurita. L'espulsione delle feci è favorita dall'aumento della pressione intra-addominale ottenuta volontariamente mediante contrazione dei muscoli della parete addominale e del diaframma (torchio addominale).

L'evacuazione è sotto il controllo del sistema nervoso centrale attraverso i nervi della zona lombare e sacrale della colonna vertebrale. Il tratto lombare innerva la parete muscolare del retto (effetto inibente) e gli sfinteri della muscolatura liscia intestinale (effetto stimolante). Le fibre sacrali, invece, innervano la parete muscolare del retto (effetto stimolante), gli sfinteri interni (effetto inibente) e gli sfinteri del muscolo striato esterno. Il primo tipo di sfintere controlla il contenimento delle feci; il secondo controlla la loro espulsione. Una alterazione di questi centri nervosi e/o affezioni localizzate al canale anale possono determinare stipsi.

5. I lassativi naturali di origine vegetale

5.1 Droghe antrachinoniche

Nel regno vegetale si trovano numerosi glicosidi (glucosidi, ramnosidi, ecc.) contenenti agliconi correlati strutturalmente all'antracene. Questi glicosidi danno origine, dopo idrolisi, a derivati antrachinonici o a composti che derivano dalla riduzione dell'antracene, antranoli ed antroni. Le specie vegetali contenenti glicosidi antrachinonici sono limitate alle famiglie delle *Liliaceae, Poligonaceae, Ramnaceae* e *Cesalpinaceae*. Composti antrachinonici sono comunque presenti, anche se in tracce, in microrganismi (genere *Aspergillus* e *Penicillum*), felci, molluschi ed inoltre nelle cocciniglie, insetti che hanno fornito nel passato il colorante carminio. Comunque i principali antrachinoni si trovano in alcune specie di *Rhamnus (R. frangula* e *R. purshiana*), di *Aloe (A. ferox, A. barbadensis, A. vera, ecc.), di Rheum (R. palmatum* e *R. officinale)* e di *Cassia (C. acutifolia* e *C. angustifolia)*. Il nome comune per le ultime due specie è senna indiana o senna africana: queste piante contengono sennosidi a struttura antrachinonica simili a quelli ritrovati nelle specie di *Rheum* e somiglianti a quelli ritrovati nella specie di *Aloe* e di *Rhamnus*. Gli antrachinoni sono di solito presenti in natura come glicosidi, ma possono trovarsi anche in forma libera (anche se in tracce). I glicosidi si comportano come pro-farmaci, liberando l'aglicone che è responsabile dell'effetto lassativo. Le Figure 5.1 e 5.2 mostrano le principali forme glicosidiche degli antrachinoni naturali ed il loro metabolismo nella forma attiva di aglicone. Il metabolismo avviene nel colon (Fig. 5.3), dove le glicosidasi batteriche rimuovono i residui zuccherinici di D-glucosio e L-ramnosio (Longo 1980; Hattori e coll. 1982; Dreessen e Lemli 1988). La somministrazione per via orale di antrachinoni in animali *germ-free* non evoca alcun effetto. I metaboliti così ottenuti sono scarsamente assorbibili nel colon ed inducono cambiamenti sulla secrezione e sulla motilità del colon (Hardcastle e Wilkins 1970; Garsia-Villar e coll. 1980; Leng-Peschlow 1980; Beubler e Kollar 1985; Leng-Peschlow 1986; Frexinos e coll. 1989; de Witte e coll. 1991). L'effetto sulla secrezione è, probabilmente, la conseguenza del-

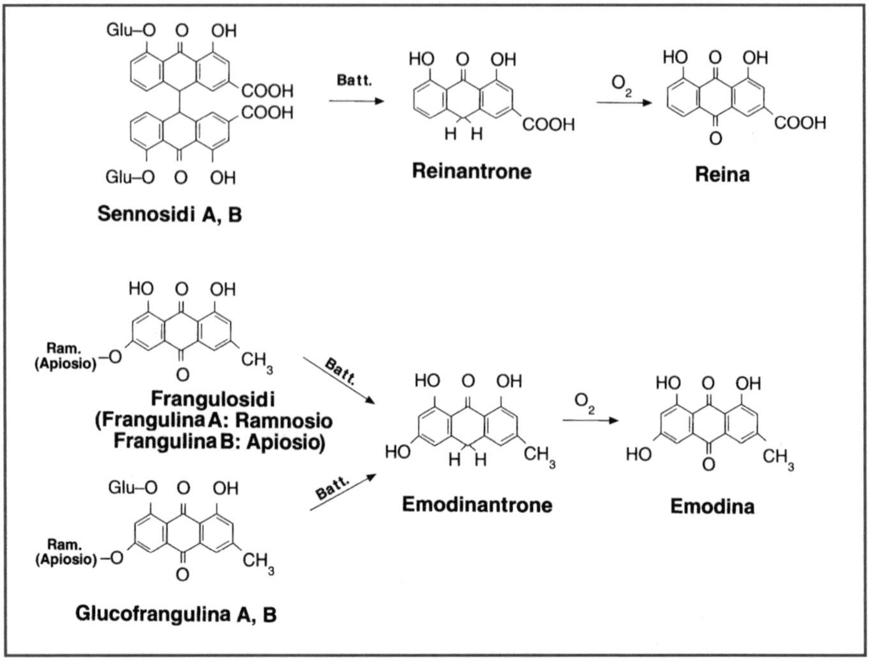

Fig. 5.1. Metabolismo dei sennosidi, frangulosidi e glucofranguline e formazione degli agliconi reina ed emodina

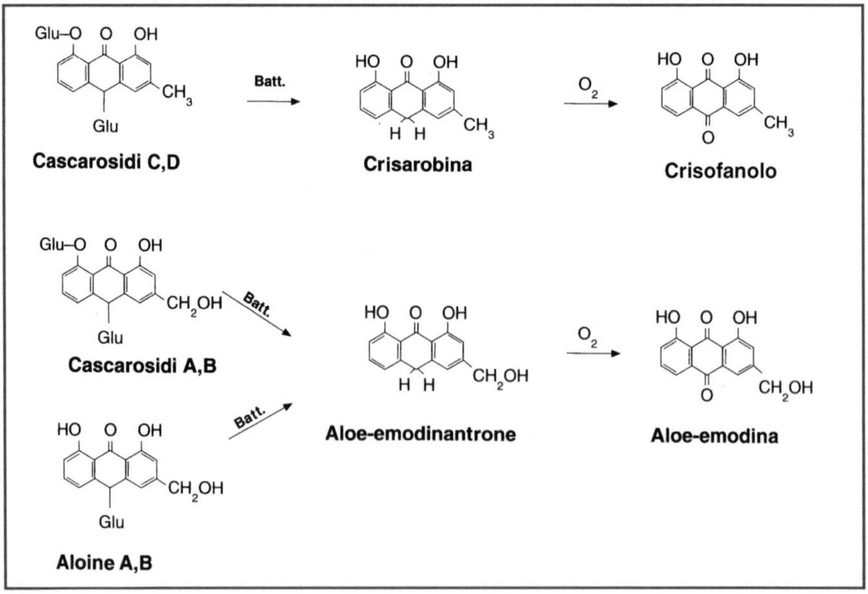

Fig. 5.2. Metabolismo dei glicosidi della cascara e delle aloine e formazione degli agliconi crisofanolo ed aloe-emodina

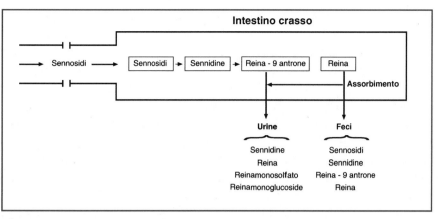

Fig. 5.3. Metabolismo, distribuzione ed escrezione dei sennosidi

l'aumentata produzione intestinale di prostaglandine e di altri autacoidi (Beuber e Juan 1979; Capasso e coll. 1986; Autore e coll. 1990a, 1990b; Nijs e coll. 1991); anche l'effetto sulla motilità è in parte dovuto al rilascio di prostaglandine ed altri autacoidi (Autore e coll. 1984; Capasso e coll. 1986; Staumont e coll. 1988; Yagi e coll. 1988). Tuttavia, non ci sono evidenze scientifiche che provino un reale coinvolgimento delle prostaglandine nell'azione lassativa della senna (Mascolo e coll. 1988a, 1988b). L'effetto stimolante della motilità *in vivo* può essere revertito mediante l'uso di anestetici locali, suggerendo così che i nervi della sottomucosa sono attivati dal contatto degli antrachinoni con la mucosa (Hardcastle e Wilkins 1970). Tuttavia, diversi studi *in vitro* dimostrano che tali sostanze esercitano un effetto inibente la motilità intestinale (Latven e coll. 1952; Gullikson e Bass 1984; Odenthal e Ziegler 1988).

Gli agliconi antrachinonici inibiscono l'assorbimento di NaCl nell'intestino tenue e nel colon stimolano la secrezione di ioni Cl⁻. L'effetto inibitorio degli agliconi antrachinonici sull'assorbimento potrebbe essere legato ad un'azione inibente sulla Na^+/K^+-ATPasi (Wanitschke 1980; Ishii e coll. 1990). Al contrario, l'effetto sulla secrezione pare non coinvolga il Ca^{2+} o l'AMPc (Donowitz e Welsh 1987); inoltre, sembra che non siano coinvolti neanche cambiamenti a carico della permeabilità della mucosa (Leng-Peschlow 1992; Mascolo e coll. 1992; Milner e coll. 1992). Il trattamento cronico con antrachinoni a dosi elevate riduce i livelli del VIP e della somatostatina nel colon di ratto (Tzavella e coll. 1995). Questo può rappresentare un effetto farmacologico degli antrachinoni, ovvero un danno cellulare dovuto alla diminuzione della sintesi o all'incremento della degradazione di questi peptidi. I lassativi antrachinonici provocano congestione subepiteliale dei capillari ed alterazioni epiteliali (Spiessens e coll. 1991). Tuttavia, questi dati sono in disaccordo con studi condotti da altri Autori che non riportano anomalie a livello della mucosa (Douthwaith e Goulding 1957; Dufour e Gendre 1988; Rudolph e Mengs 1988), né alterazione dei parametri fisiologici intestinali dopo trattamento a breve o a lungo termine con diverse preparazioni di senna (Dubecq e Palmade 1974; Mahon e Palmade 1974).

Recentemente è stato dimostrato che la senna aumenta la NO-sintasi costitutiva calcio-dipendente, mentre la cascara induce la NO-sintasi calcio-indipendente (Izzo e coll. 1997). Questi risultati, unitamente al fatto che la senna non aumenta né la produzione di PAF (Fig. 5.4) nel tratto digerente (Pinto e coll. 1989; Capasso e coll. 1993), né il rilascio della fosfatasi acida intaluminale (un marker del danno cellulare) (Capasso e coll. 1993), sta ad indicare che alcuni antrachinoni sono ben tollerati. L'effetto sul NO può influenzare l'attività neuronale e quella del muscolo liscio inducendo così l'effetto lassativo.

La nausea e le coliche associate all'uso di elevate dosi di droghe antrachinoniche possono essere prevenute con l'uso di dosi più basse di glicosidi purificati. L'azione lassativa degli antrachinoni insorge 6-12 ore dopo la somministrazione orale. Gli effetti indesiderati includono crampi addominali, perdita di elettroliti, decolorazione delle urine, melanosi reversibile del colon e congestione delle emorroidi (Wittoesch e coll. 1958). L'utilizzo di antrachinoni, in particolare di sennosidi, alle dosi raccomandate, non comporta alterazioni dei livelli ematici di elettroliti (Heiny 1976; Rospich 1980).

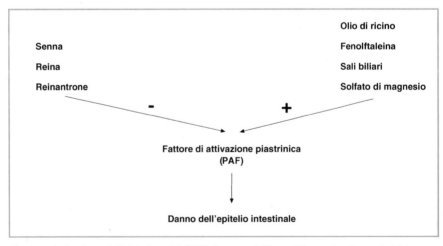

Fig. 5.4. Attivazione della biosintesi del PAF da parte dei lassativi; + attivazione; - inibizione

L'osservazione di un clinico inglese, (Illingworth) *"it's my clinical impression that some babies develop diarrhoea and colic, for which there is no other dicoverable cause, when receiving milk from mother taking senna or cascara, but I have not been able to prove it"* (Practitioner, 171:533-538, 1953) ha per anni diffuso la convinzione che gli antranoidi attivi passino nel latte materno in quantità sufficienti da evocare effetti sul lattante. Al contrario, diversi studi clinici hanno dimostrato che il trattamento di madri in allattamento con droghe antrachinoniche come la senna non causa nessun effetto lassativo nel neonato (Duncan 1957; Baldwin 1963; Werthmann e Krees 1973; Faber e Strenge-Hesse 1988; Cameron e coll. 1988). Ulteriori studi clinici, inoltre, indicano che il trattamento con senna durante la gravidanza non comporta alcun rischio per il feto (Wager e Melosh 1958; Scott 1965; Mahon e Palmade 1974; Bauer 1977), anzi la senna sembra essere il lassativo di prima scelta durante la gravidanza e l'allattamento (Gattuso e Kamm 1994). Inoltre, non esiste in letteratura alcun dato sperimentale o clinico sull'eventuale azione abortiva dell'aloe (Vago 1969; Fingl 1975), anche se tale droga è nota nella medicina popolare per la sua capacità di indurre aborto (Prochnow 1911).

L'uso di droghe antrachinoniche (cascara, senna, ecc.) è attualmente raccomandato per il trattamento a breve termine (1-2 settimane) della costipazione atonica, in alcuni casi di costipazione acuta e prima di endoscopia del tratto gastrointestinale; gli antrachinoni non sono indicati per il trattamento della costipazione spastica. Le droghe antrachinoniche combinate con le fibre (combinazione di senna e fibre) sono anche utili e ben tollerate per la costipazione cronica nei pazienti anziani (Passmore e coll. 1993). È, infatti, sufficiente somministrare a pazienti anziani la combinazione di senna e fibre una o due volte a settimana per ripristinare la normale funzionalità dell'intestino crasso e per normalizzare la consistenza delle feci (in caso di feci molli o liquide). La combinazione di senna e fibre è più efficace e meno costosa del lattosio (Passmore e coll. 1993). Anche la combinazione senna-psillio (Agiolax®) è più efficace rispetto al lattosio nel trattamento della costipazione nei pazienti geriatrici costretti a sedenterietà (Kinnunen e coll. 1993). Queste droghe non devono essere utilizzate nei casi di costipazione associata a proctite, emorroidi o da donne durante il periodo mestruale.

Gli antrachinoni liberi sono, inoltre, noti per avere proprietà antitumorali (emodina), antibatteriche ed antifungine (aloe-emodina) e per l'azione battericida contro *Bacteroides fragilis*, un batterio responsabile di malattie epatiche e biliari (Nishioka 1985). Le principali droghe antrachinoniche sono la cascara, la frangola, l'aloe, il rabarbaro e la senna.

5.1.1 Cascara

La cascara è data dalla corteccia essiccata (Fig. 5.5) del tronco o dei rami di *Rhamnus purshiana De Candolle* (Fam. *Rhamnaceae*), un arbusto che cresce lungo le coste dell'Oceano Pacifico dell'America del Nord. La pianta è alta 4-10 m, con foglie ellittiche, dentate e fiori raccolti in infiorescenze a corimbo. La corteccia deve essere raccolta almeno un anno prima dell'uso (per permettere che i glicosidi - tipo emodina - siano ossidati nella forma monomerica che presenta un'attività catartica più blanda), all'inizio della primavera e prima della stagione delle piogge. Una volta essiccata, la corteccia si presenta in frammenti sia arrotolati in cannelli, che ricurvi o quasi piatti, con spessore di 1-4 mm e lunghezza e larghezza variabili. Nel tempo, la corteccia tende a spezzettarsi in piccoli frammenti per lo più piatti.

La cascara deve la sua attività lassativa ad una miscela di componenti attivi contenente principalmente cascarosidi A-D, aloine A e B ed altri antrachinonici, presenti in minore quantità. I cascarosidi rappresentano il 60-70% degli idrossiantraceni totali, le aloine, il 10-30%, il restante (10-30%) è una miscela di aloe- emodina, crisofanoli, emodina e fiscione. La Farmacopea Ufficiale italiana (FUI) XI edizione riporta due monografie: (i) cascara estratto acquoso secco (*Rhamni purshiani estractum aquosum siccum*)che contiene non meno del 20% e non più del 25% di idrossiantraceni, dei quali non meno del 60% è costituito di cascarosidi, espressi come casca-

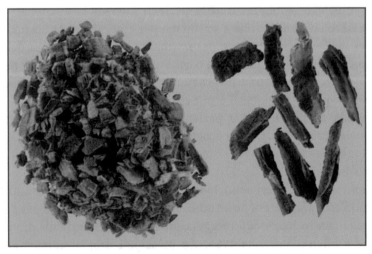

Fig. 5.5. Cascara

roside A e calcolati con riferimento all'estratto essiccato; (ii) cascara estratto secco (*Rhamni purshiani estractum siccum*) che contiene non meno del 10% e non più del 12% di composti idrossiantracenici, dei quali non meno del 60% è costituito di cascarosidi, espressi come cascaroside A e calcolati con riferimento all'estratto essiccato.

La cascara viene utilizzata per correggere la stipsi abitudinale: la droga si comporta da blando lassativo ripristinando il tono muscolare del colon. A causa della sua azione blanda, la cascara produce effetti collaterali molto lievi (flatulenza, sporadici crampi addominali). Bassissime quantità di antrachinoni liberi sono talora secreti nel latte materno (nell'ordine di nanogrammi/ml); per questo motivo la cascara può essere utilizzata da donne in allattamento senza ripercursioni sul neonato (Bennett 1988). La cascara viene utilizzata sotto forma di estratto secco, estratto fluido aromatizzato (una dose di 5 ml causa di solito l'effetto lassativo) e polvere (1 g sotto forma di capsule). Il gusto molto amaro della droga viene corretto trattando gli estratti con ossido di magnesio o con terre alcaline: questo trattamento migliora il gusto, ma ne riduce anche l'attività. L'infuso di cascara non è molto usato a causa del suo gusto estremamente amaro (Tyler 1994). Le preparazioni contenenti cascarosidi purificati sono quelli maggiormente disponibili (la dose per gli adulti è di 30 mg). L'azione lassativa insorge dopo circa 8-12 ore dall'assunzione e, generalmente, il preparato viene preso prima di mettersi a letto. La droga è inoltre presente in diverse preparazioni da banco (OTC) ad azione lassativa, in genere associata ad altre droghe quali rabarbaro, genziana, senna, carciofo, boldo, aloe, frangola, belladonna, camomilla (Tyler e coll. 1988).

Un preparato contenente cascara, boldo, inositolo e cianocobalamina è usato nel trattamento della costipazione in pazienti in età geriatrica (Colombo 1994). Questo tipo di preparazione aumenta significativamente l'evacuazione, migliora l'astenia e l'anoressia e riduce le transaminasi.

5.1.2 Frangola

È data dalla corteccia essiccata di *Rhamnus frangula* (Fam. *Rhamnaceae*) (Fig. 5.6), un arbusto originario dell'Europa centrale e dell'Asia occidentale. Come la cascara, anche la frangola dovrebbe essere raccolta un anno prima dell'uso, preferibilmente nel periodo di maggio-giugno; una volta essiccata, la corteccia si presenta piatta o arrotolata (cannellata). Lo spessore varia da 0,5 a 2 mm mentre la lunghezza e larghezza variano; la superficie è bruno-grigiastra. La Farmacopea europea (FE) V edizione riporta due monografie relative alla frangola: (i) frangola corteccia (*Frangulae cortex*), che contiene

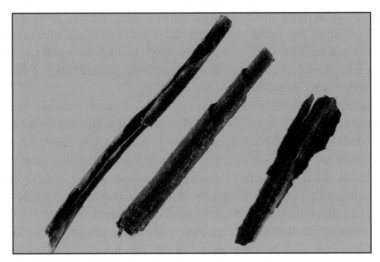

Fig. 5.6. Frangola

non meno del 7% di glucofranguline, espressa come glicofrangulina A e calcolata sulla droga essiccata; (ii) frangola corteccia estratto secco titolato
(*Frangulae corticis extractum siccum normatum*), che contiene non meno
del 15% e non più del 30% di glicofranguline, espresse come glicofrangulina
A e calcolata con riferimento alla droga essiccata. L'effetto lassativo della
frangola è dovuto alla presenza di derivati antrachinonici, particolarmente
glicofranguline A e B e franguline A e B. Altre sostanze presenti nella frangola sono flavonoidi e tannini. La frangola ha una blanda azione lassativa
comparabile a quella della cascara; la droga è molto popolare nella nativa
Europa e meno negli Stati Uniti dove viene impiegata soprattutto in campo
veterinario. La frangola viene usata come estratto fluido (vedi cascara), ma
è altrettanto possibile trovare la corteccia in polvere (1g) confezionata in
capsule. L'azione lassativa insorge dopo 10-12 ore dall'assunzione.

La frangola è contenuta in diverse specialità medicinali (OTC). Gli usi e
gli effetti indesiderati sono simili a quelli della cascara.

Anche le preparazioni ottenute dai frutti maturi (essiccati) di *R. cathar-
ticus* vengono utilizzate per la loro azione lassativa.

5.1.3 Aloe

È costituita dal succo, condensato in svariati modi col calore, che si ricava
dalle foglie di diverse specie di *Aloe* (Fam. *Liliaceae*), in particolare *A. barbadensis* Miller (*A. vera*), commercialmente nota come aloe Curacao, *A. ferox*

Miller e di un ibrido di queste specie con *A. africana* Miller e *A. spicata* Burm, commercialmente nota come aloe del Capo (Fig. 5.7). L'aloe Curacao è originaria delle isole occidentali indiane del Curacao mentre l'aloe del Capo cresce principalmente in Africa del Sud e in Kenia. Le piante hanno fusti legnosi alti da alcuni decimetri fino a oltre un metro, alla cui estremità cresce una rosetta di foglie grasse, con apice appuntito, dalle quali si erge il fusto fiorifero. L'aloe si ottiene da cellule specializzate (tubuli periciclici) presenti sui bordi corticali del mesofillo, immediatamente prima dell'epidermide foliare. Il succo, di colore giallo, condensato diventa una massa lucida, simile ad un vetro rotto, di colore dal giallo-verdastro al rosso nero. Questa droga è differente dalla massa mucillaginosa incolore (*aloe gel*) ottenuta dal tessuto parenchimatico localizzato nella porzione centrale della foglia. Il gel d'aloe contiene mucillaggini, polisaccaridi (acemannano, betamannano), resine, grassi, proteine, enzimi, vitamine e fibre (Hormann e Korting, 1994). Il gel d'aloe ha proprietà antinfiammatorie e cicatrizzanti, e non deve essere confuso con il succo di aloe, che è la droga ad azione lassativa.

I glicosidi antrachinonici, le aloine A e B (rispettivamente barbaloina e iso-barbaloina), svolgono un importante ruolo nell'azione lassativa dell'aloe. Oltre alle aloine (10-30%), l'aloe contiene un olio volatile e grandi quantità di un materiale resinoso (16-63%). Presa alle dosi di 0.25 g, l'aloe causa un'azione lassativa dopo 6-12 ore dall'assunzione, con uno spiccato aumento della motilità intestinale accompagnato a dolore addominale. Tra le droghe antrachinoniche, l'aloe possiede l'azione lassativa più "potente": il suo

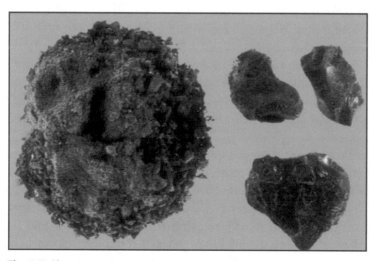

Fig. 5.7. Aloe

uso oggi è limitato in quanto può causare dolori addominali (crampi) ed il suo effetto lassativo persiste per diversi giorni (Grindlay e Reynolds 1986). Dosi eccessive o un uso prolungato, possono provocare nefrite, gastrite, vomito e diarrea con espulsione di muchi e sangue; pertanto la droga deve essere usata con cautela nei pazienti con disturbi renali. L'aloe è raramente prescritta da sola, ma sempre in associazione con altre droghe antrachinoniche; la sua attività aumenta quando viene somministrata con piccole quantità di saponi o sali alcalini.

La pianta di *Aloe*, inoltre, produce agenti antisettici (luppolo, acido salicilico, urea, acido cinnamico, fenolo e zolfo), acidi grassi ad azione antinfiammatoria (colesterolo, campesterolo e β-sitosterolo), glicoproteine (aloctina A e B) ed alcuni prostanoidi. Un estratto dalla foglia intera, privato di aloine (l'agente lassativo), assunto internamente o applicato localmente, è un prodotto terapeuticamente utile per la cura delle ferite.

5.1.4 Rabarbaro

È dato dai rizomi e dalle radici essiccati di *Rheum palmatum*, *R. officinale* Baillon (*Polygonaceae*) o di specie correlate (*R. emodi* Wallich, *R. webbianum* Royl) o di ibridi che crescono in Cina (rabarbaro cinese), in India, nel Pakistan o Nepal (rabarbaro indiano o himalaiano). *R. palmatum* e *R. officinale* sono piante erbacee perenni, alte 1-3 metri con grandi foglie cuoriformi o rotonde. Gli antrachinoni sono concentrati specialmente nel rizoma che viene raccolto in autunno o in primavera, da piante di 8-10 anni. La droga, decorticata ed essiccata (al sole o con calore artificiale), si presenta in pezzi di forma (cilindrici, ovali, rotondi o con superficie convessa) e dimensioni diverse (5-15 mm di lunghezza e 4-10 mm in diametro) (Fig. 5.8).

Il rabarbaro contiene sennossidi A-F con proprietà lassative (Robbers e coll. 1996), una quantità considerevole di tannini (rhatannino), lindleina, isolindleina, catechine (sostanze ad attività antiflogistica) e gli stessi stilbeni che sono stati trovati nelle radici di *Polygonum multiflora*. La FE IV edizione riporta che la droga (*Rhei radix*) è costituita dalle parti sotterranee di *R. palmatum* o *R. officinale* (o ibridi di queste due specie) o dalla loro mescolanza. La droga deve contenere non meno del 2,2% di derivati idrossiantracenici, espressi come reina, calcolati sulla droga essiccata. La FUI XI riporta due monografie: (i) rabarbaro estratto fluido (*Rhei extractum fluidum*), che contiene non meno del 2,2% di derivati idrossiantracenici, espressi come reina; (ii) rabarbaro estratto secco (*Rhei extractum siccum*), che contiene non meno del 5% e non più dell' 8% di derivati idrossiantracenici, calcolati come reina e riferiti all'estratto essiccato. Il rabarbaro, come

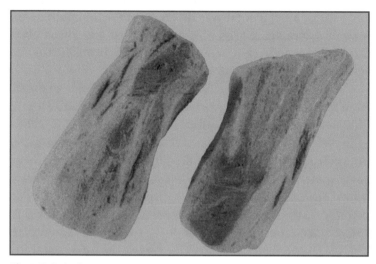

Fig. 5.8. Rabarbaro

l'aloe, è un lassativo molto più potente della cascara, della frangola e della senna (Tyler 1994). Il suo uso quasi sempre causa dolori addominali o coliche. Comunque, una dose di 0,5-2 g può provocare un'azione lassativa, senza necessariamente produrre dolori addominali. Le preparazioni più usate sono le tinture, gli infusi e gli estratti fluidi. L'uso frequente non è raccomandato ma questo vale per tutte le droghe antrachinoniche (Beck e Beck 1982).

Il rabarbaro è altrettanto efficace nel diminuire la quota di azoto nell'urina e nel sangue ed ha proprietà antinfiammatorie ed analgesiche (Nishioka 1985).

5.1.5 Senna

Tra tutti i lassativi antrachinonici, la senna è certamente la droga antrachinonica più usata. La senna si ottiene dalle foglie e dai frutti (o baccelli) di *Cassia acutifolia* Delile (*C. senna* L., conosciuta in commercio come senna Alessandrina) o di *Cassia angustifolia* Vahl (nota come senna Tinnevelly) o una mescolanza delle due specie (Fig. 5.9). Questi arbusti appartengono alla famiglia delle *Leguminoseae* (o *Fabaceae* secondo altri) e sono originari dell'Egitto (*C. acutifolia* cresce liberamente sulle sponde del fiume Nilo), del Medio Oriente (penisola somala ed arabica) e dell'India; crescono fino a circa 120-160 cm e presentano foglie composte paripennate riunite in gruppi di 4-7 foglioline opposte e frutti a baccello. I tassonomisti oggi raggruppano le due specie sotto il nome scientifico di *Senna alessandrina* Miller. Le foglie sono di colore verde-grigiastro e presentano una forma allungata e appuntita. I frutti sono nerastri, allungati, piatti e a forma di rene. La senna si raccoglie in aprile e in settembre.

La FUI XI riporta la senna composta in polvere per uso orale, che contiene senna foglie 40 g, frangola corteccia 30 g, anice stellato 30 g. La FE V riporta quattro monografie: (i) senna foglie (*Sennae folium*), che è data dalle foglie essiccate di *C. acutifolia* o *C. angustifolia*, o dalla mescolanza delle due specie. Contiene non meno del 2,5% di glicosidi idrossiantracenici, calcolati come sennoside B, con riferimento alla droga essiccata; (ii) senna frutto (*Sennae fructus acutifoliae*)(alessandrina), che è data dai frutti essiccati di *C. acutifolia*. Contiene non meno del 3,4% di glucosidi idrossiantracenici calcolati come sennoside B sulla droga essiccata; (iii) senna frutto (*Sennae fructus angustifoliae*) (Tinnevelly), che è data dai frutti essiccati di *C. angustifolia*. Contiene non meno del 2,2% di glucosidi idrossiantracenici, calcolati come sennoside B sulla droga essiccata; (iv) senna foglia estratto secco titolato (*Sennae folii extractum siccum normatum*), che si prepara a partire dalle foglie di senna. Contiene non meno del 5,5% e non più dell'8% di glicosidi idrossiantracenici, calcolati come sennoside B, in riferimento alla droga essiccata.

L'effetto lassativo delle foglie è, secondo alcuni, maggiore di quello del frutto (in genere in Italia ed in altri paesi latini è tradizione usare le foglie mentre in Germania e altri paesi nordici si usano i frutti).

Gli antrachinoni contenuti nella senna sono glicosidi diantronici (1,5 – 3% nelle foglie, 2-5% nei frutti), sopratutto i sennosidi A e B. Nella senna sono presenti anche antrachinoni liberi come aloe-emodia e reina (in tracce). La senna è il lassativo antrachinonico più comunemente usato (perché di basso costo) ed anche il più studiato. Anche se l'azione della senna non è

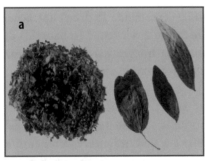
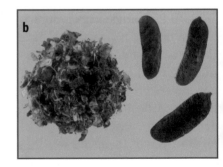

Fig. 5.9a, b. Senna: foglie (**a**) e frutti (**b**)

così blanda come quella della cascara o della frangola, è tuttavia più larga-
mente raccomandata in caso di stipsi acuta per trattamenti a breve termine
(1-2 settimane) e prima di un esame endoscopico. L'uso a lungo termine
(abuso) provoca melanosi del colon, squilibrio elettrolitico ed altri inconve-
nienti ancora (vedi Capitolo 8). L'uso di dosi esagerate di senna è associato
a disturbi addominali (meteorismo, flatulenza, crampi), scolorimento del-
l'urina e congestione delle emorroidi. La senna è controindicata nei casi di
occlusione intestinale, stipsi spastica, stenosi rettale, colite ulcerosa ed inoltre nei casi di dolori addominali di origine sconosciuta.

La senna viene assunta sotto forma di sciroppo o di estratto fluido ottenuto dalle foglie o dai baccelli; queste preparazioni (8 ml sciroppo, 2 ml
estratto fluido o 2 g di senna) di solito provocano una singola evacuazione
entro 6 ore dall'assunzione. L'infuso, dal gusto amaro, può essere preparato
con 0,5-2 g di senna; tuttavia, alcuni preferiscono una bevanda (macerato)
preparata immergendo la senna in acqua calda per 10-12 ore e successivamente filtrata. Il macerato è più attivo rispetto all'infuso in quanto contiene
più sennosidi e, allo stesso tempo, meno materiale resinoso, responsabile di
crampi addominali (Wichtl 1984). Sono, inoltre, disponibili i glicosidi cri-
stallini della senna (i sennosidi): questi sono più stabili, più affidabili e sicuri rispetto alle preparazioni ottenute dalla droga grezza (Mc Clure Browne e
coll. 1957; Hietala e coll. 1987). La dose dei sennosidi è di 24 - 48 mg. Nelle
preparazioni farmaceutiche, la senna si trova in associazione con numerose
sostanze naturali.

5.2 Olio di ricino

L'olio di ricino, ottenuto dai semi di *Ricinus communis* Linne (Fam.
Euphorbieceae), viene da secoli utilizzato come lassativo (Gaginella e
Phillips 1975). L'uso della pianta di *Ricinus* da parte degli egiziani è riportato nel papiro di Ebers. Anche gli Aztechi utilizzavano una varietà di questa pianta a scopo curativo. L'edizione della London Pharmacopeia del 1788
e dell'Edinburgh New Dispensatory del 1797 riportano l'olio di ricino. Nel
diciannovesimo secolo esso venne utilizzato nella dissenteria in quanto si
pensava creasse uno strato oleoso sopra la mucosa. L'acido ricinoleico, un
acido grasso a 18 atomi di carbonio Δ^{9-10} monoinsaturo, idrossilato in posi-
zione di C-12 (Fig. 5.10) è stato identificato nel 1890 come componente attivo dell'olio di ricino. L'acido ricinoleico è presente nell'olio di ricino come
trigliceride.

$$OH$$
$$|$$
$$CH_3(CH_2)_5CHCH_2CH=CH(CH_2)_7COOH$$

Fig. 5.10. Formula chimica
dell'acido ricinoleico

L'olio di ricino oggi si usa di rado per liberare l'intestino prima di interventi chirurgici o procedure radiologiche, sigmoendoscopiche e proctoscopiche. La dose è di 15-60 ml. L'olio è forse più usato per l'evacuazione totale del colon prima del parto. L'odore ed il gusto poco gradevoli dell'olio di ricino possono essere mascherati emulsionandolo con l'essenza di menta o semplicemente unendolo al succo d'arancia prima della somministrazione.

Dopo l'ingestione orale, l'acido ricinoleico viene liberato dall'azione degli enzimi biliari e pancreatici. Una parte dell'acido ricinoleico viene assorbito dal tratto gastrointestinale, ma la maggior parte rimane nell'intestino, dove forma sali come ricinoleato di sodio e di potassio. Queste molecole anfipatiche agiscono come saponi sulla superficie della mucosa. Contrariamente a quanto si crede, l'olio di ricino non è irritante per le mucose e non stimola i movimenti coordinati propulsivi gastrointestinali. La contrattilità *in vitro* della muscolatura longitudinale dell'intestino tenue di roditori non è stimolata, ma, al contrario, è depressa dai ricinoleati (Stewart e coll. 1975a,b). Per tale motivo non è appropriato classificare l'olio di ricino come lassativo stimolante.

Le tecniche sperimentali moderne hanno fatto il possibile per definire il meccanismo d'azione del ricinoleato sulla mucosa e sul muscolo liscio intestinale. L'attività elettrica ritmica che comanda il movimento coordinato del materiale intraluminale nell'intestino è interrotta dall'olio di ricino (Gullikson e Bass 1984). L'esposizione della mucosa intestinale all'acido ricinoleico (a concentrazioni superiori a 5 mM) causa l'inibizione dell'assorbimento di acqua ed elettroliti nel digiuno e nell'ileo aumentando la fluidità del contenuto intestinale. Questa concentrazione può essere raggiunta nell'intestino dopo somministrazione di una dose terapeutica di olio di ricino (30 ml). Ciò, insieme agli effetti del ricinoleato sul muscolo liscio intestinale, provoca un incremento del transito nell'intestino tenue, riducendo il tempo di assorbimento in questo distretto. Anche il ricinoleato inibisce l'assorbimento e stimola la secrezione della mucosa del colon (Phillips e Gaginella 1977).

A concentrazioni da 2 a 10 mM, il ricinoleato possiede diverse azioni che possono giustificare il suo effetto inibente o stimolante l'assorbimento. Esso, infatti, inibisce la Na^+/K^+ ATPasi, aumenta la permeabilità dell'epitelio intestinale, produce un effetto citotossico sugli enterociti isolati ed inibisce il metabolismo delle cellule epiteliali mitocondriali (vedi Gaginella 1990a). Il ricinoleato può, inoltre, stimolare (o inibire) l'adenilato ciclasi delle cellule epiteliali e provocare il rilascio di prostaglandine, chinine e del fattore attivante le piastrine (Autore e coll. 1990b; Capasso e coll. 1985; Capasso e coll. 1992; Gaginella 1990a). È stato anche osservato un coinvolgimento dell' NO nell'azione lassativa dell'olio di ricino (Mascolo e coll., 1993). L'acido ricinoleico può agire come ionoforo del calcio (Maenz e Forsyth 1982), aumentando il flusso di calcio extracellulare, attivando così il meccanismo secretorio calmodulina-dipendente.

Tutti questi effetti possono essere dovuti al danno mucosale ed alla migliorata permeabilità della membrana cellulare prodotti dal ricinoleato (Bretagne e coll. 1981; Beubler e Juan 1979; Cline e coll. 1979). Nel colon di ratto il ricinoleato (10 mM) perfuso causa perdita della superficie dell'epitelio cellulare (Fig. 5.11). Tuttavia, è stato recentemente dimostrato che è possibile dissociare l'effetto lassativo dell'olio di ricino dal danno alla mucosa intestinale (Capasso e coll. 1994). È stata anche studiata la relazione tra l'NO, il PAF ed il danno della mucosa (Mascolo e coll. 1996). I risultati portano ad ipotizzare l'esistenza di un equilibrio tra la produzione endogena di PAF e di NO e che la soppressione della produzione di NO può portare all'aumento della biosintesi del PAF, il quale a sua volta può danneggiare la mucosa

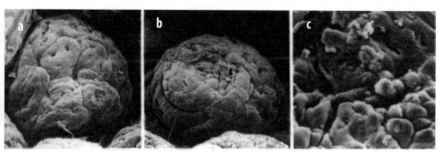

Fig. 5.11a-c. Effetto della perfusione del colon di coniglio con acido ricinoleico. Fotografia da microscopio elettronico a scansione del colon perfuso con ricinoleato di sodio (5 mM) *a*) tessuto di controllo (300X); **b**) panoramica della mucosa a bassa risoluzione (400X); **c**) fotografia a più alta risoluzione dell'area danneggiata (1900X). In **b** si può notare una perdita di cellule epiteliali e la presenza di desquamazione nella parte centrale della fotografia; il danno è più evidente in **c**. Il danno della mucosa è probabilmente dovuto al rilascio di prostanoidi e all'aumento di cAMP che si può osservare in alcuni casi in seguito all'esposizione della mucosa al ricinoleato o ad altri lassativi surfattanti (Da Gaginella 1990a)

(Wallace e Whittle 1986). Una sintesi dei molteplici effetti dell'olio di ricino (ricinoleato) sull'accumulo di fluido nel lume intestinale è riportata nella Tabella 5.1.

L'olio di ricino è di solito somministrato a stomaco vuoto e agisce in 2-6 ore. Il comune effetto collaterale dell'olio di ricino è un disagio intestinale (crampi). L'uso a lungo termine (abuso) può alterare la normale motilità dell'intestino e portare ad uno squilibrio degli elettroliti.

5.3 Olio d'oliva ed altri oli vegetali

L'olio d'oliva si ottiene per pressione a freddo delle drupe mature di *Olea europea* (Fam. *Oleaceae*). Si presenta come un liquido giallo pallido o verde-giallastro, con i caratteristici odore e sapore di olive. L'olio comincia ad addensarsi alla temperatura di 10°C e intorno allo 0°C forma una massa burrosa. Contiene principalmente acido oleico, un acido grasso mono-insaturo alifatico a 18 atomi di carbonio. L'effetto lassativo dell'olio d'oliva è probabilmente dovuto (anche se in parte) all'acido oleico che agirebbe sulla mucosa in modo simile all'acido ricinoleico. L'uso dell'olio d'oliva come lassativo è piuttosto insolito, ma, ciò nonostante, se preso oralmente alla dose di 30 ml, esso presenta un effetto lassativo. L'olio d'oliva ha però uno svantaggio: viene assorbito e ciò costituisce un notevole apporto calorico sconsigliabile ai pazienti obesi.

Altri oli vegetali con effetto lassativo sono l'olio di mandorle e l'olio di arachidi. Il primo è un olio grasso ottenuto per pressione a caldo dei semi maturi di *Prunus amigdalus*, varietà *dulcis* (Fam. *Rosaceae*). Si presenta come un liquido giallo chiaro, molto fluido, quasi senza odore e con un gusto dolciastro. L'olio di arachidi è un olio raffinato ottenuto dai semi di una o più varietà coltivate di *Arachis hypogaea* (Fam. *Leguminosae*). È un liquido incolore o giallo chiaro con odore e gusto piacevoli e caratteristici.

5.4 Fibra alimentare

La fibra alimentare è quella parte edibile degli alimenti vegetali (cereali, frutta, verdura) che non viene digerita dagli enzimi digestivi. I costituenti chimici della fibra sono: cellulosa, pectine, gomme e mucillagini, emicellulosa, polisaccaridi e lignina (Tabella 5.2). Molti di questi polimeri insolubi-

Tabella 5.1. Accumulo intraluminale di acqua ed elettroliti e relativo meccanismo d'azione dei lassativi più comuni

	Inibizione della Na$^+$/K$^+$ ATPasi	Stimolazione dell'AMPc	Coinvolgimento del Ca^{2+}	Aumento della permeabilità o danno della mucosa	Rilascio di autacoidi	Rilascio di PAF	Rilascio di NO
Olio di ricino	Sì	Sì	Sì	Sì	Sì	Sì	Sì
Fenolftaleina	Sì	Sì	N.V.	Sì	Sì	Sì	Sì
Bisacodile	Sì	Sì	N.V.	Sì	Sì	Sì	Sì
Ossifenisatina	Sì	No	N.V.	Sì	Sì/No	N.V.	N.V.
Antrachinoni	Sì	No	Sì/No	No	Sì	No	Sì
DSS	Sì	Sì	N.V.	Sì	Sì	Sì	N.V.
Picosolfato	Sì	Sì	N.V.	Sì/no	Sì	Sì	N.V.

DSS = sodio diottil sulfosucinato; *N.V.* = non valutato

Tabella 5.2. Fibre alimentari vegetali

Sostanze	Caratteristiche
Cellulosa	Non digeribile, insolubile in acqua, assorbe acqua
Emicellulosa	Parzialmente digeribile, in genere insolubile in acqua, assorbe acqua
Lignina	Non digeribile, insolubile in acqua, assorbe sostanze organiche
Pectine	Digeribili, solubili in acqua, mucillaginose
Gomme, mucillagini[a]	Digeribili, solubili in acqua, mucillaginose
Polisaccaridi[b]	Digeribili, solubili in acqua, mucillaginose

[a] Karaia,tragacante, guar, sterculia
[b] Sono i componenti principali dell'agar e dell'acido alginico

li sono idrofili ed aumentano la massa delle feci richiamando acqua. Tuttavia, la capacità delle fibre di richiamare acqua non è direttamente correlata alla loro efficacia come lassativi (Gullikson e Bass 1984). La cellulosa è un polimero lineare fatto esclusivamente di unità 1,4-β-D-glucosio, completamente insolubile in acqua. L'emicellulosa è simile alla cellulosa tranne che per la presenza di una varietà di zuccheri esosi e pentosi in aggiunta al glucosio. Si ritiene che l'emicellulosa abbia la capacità di richiamare la maggior quantità di acqua rispetto a tutte le altre fibre indigeribili. Oggi con il termine emicellulosa s'intendono tutti i polisaccaridi vegetali che non sono né cellulosa, nè pectina (per es. glucomannani, xilani, arabinoxilani, xiloglucani). La lignina è un polimero di fenilpropano: si trova negli steli e nelle foglie, ma anche nella buccia e nella polpa degli agrumi e di diversi tipi di mele e in presenza di acqua forma un materiale gelatinoso. Le gomme e le mucillagini sono polimeri di monosaccaridi e loro derivati ed hanno una struttura piuttosto complessa. Si distinguono per il loro comportamento a contatto con l'acqua: le gomme sono in genere solubili mentre le mucillagini non si sciolgono, ma si rigonfiano soltanto per formare una massa vischiosa. Comunque i tessuti vegetali ricchi in fibre contengono molte altre sostanze glucidiche (amido, saponine, lectine, flavonoidi, ecc.) e non (fitati, tannini, ecc.). Pertanto la fibra vegetale è un miscuglio di sostanze diverse, con funzioni diverse.

Gli effetti benefici della fibra sulla funzionalità del colon e sulla motilità intestinale sono stati descritti negli anni venti del secolo appena trascorso (Kellogg 1921; Schmidt e Von Noorden 1936; Kantor e Cooper 1937). Con gli anni, altri studi hanno evidenziato le proprietà benefiche delle fibre sulla stipsi (McConnell e coll 1974; Capasso e Castaldo 2006). Il meccanismo dell'azione lassativa della fibra non è del tutto chiaro. L'ipotesi più convincente è che la fibra (in particolare quella insolubile) resiste alla degradazione batterica e contribuisce alla formazione della massa fecale sia adsorbendo e trattenendo acqua, che incrementando la massa batterica nel lume del colon. La incrementata massa fecale può successivamente stimolare la propulsione del colon (Fig. 5.12).

L'azione lassativa della fibra alimentare può anche essere dovuta alla presenza di acidi biliari nel lume del colon. Questi composti adsorbiti (sequestrati) dalla fibra nel tenue possono essere degradati nel colon dai batteri residenti in prodotti ad azione lassativa, in grado di stimolare la secrezione e la motilità del colon. Piccole quantità degli acidi biliari incre-

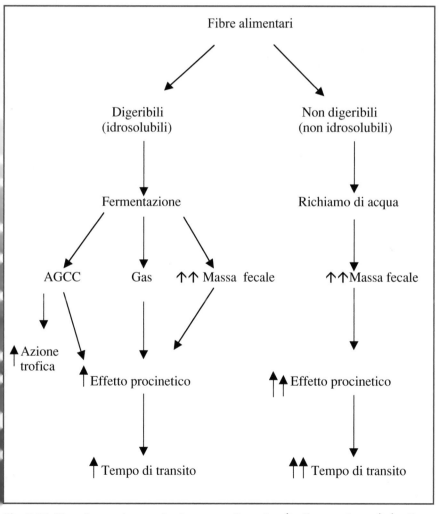

Fig. 5.12. Fibre alimentari, massa fecale e tempo di transito: ↑ effetto modesto; ↑↑ effetto pronunciato AGCC (acidi grassi a catena corta) (Da Capasso e Castaldo 2006)

mentano poi la sensibilità del retto, abbassandone la soglia di distensione
necessaria per causare il desiderio di defecazione. Alcuni studi hanno dimostrato una relazione inversa fra massa fecale e tempo di transito ed entram-
be le variabili risultano direttamente influenzate dalla quantità di fibra presente nella dieta. La quantità di fibre normalmente assunta con la dieta
varia a seconda del paese: americani, britannici ed europei sono i minori
consumatori di fibre alimentari. Il consumo medio di fibre con la dieta è di
circa 12 g per i britannici mentre è di 100 g per gli africani. Alcuni ricercatori inglesi hanno valutato il peso delle feci ed il tempo di transito nelle
società occidentali ed in quelle in via di sviluppo. Le persone dei villaggi
ugandesi, ingerendo cibo non raffinato, producono dai 400 ai 470 gr di feci
al giorno. D'altra parte, il personale navale britannico, consumando la dieta
tipica dalla cucina britannica, ne produce in media 104 g al giorno. Anche i
bambini africani producono tre volte più feci rispetto a quelle dei marinai
della Royal Navy. Gli ugandesi hanno un tempo di transito gastrointestinale di circa 36 minuti rispetto ai 60-90 minuti dei britannici che consumano
una dieta povera di fibre. I canadesi e gli americani non hanno partecipato
a queste "olimpiadi" gastrointestinali, ma Thompson (1980) definisce il peso
medio delle feci degli abitanti di Ottawa intorno ai 130 g/die. La conclusio-
ne di questi studi è che nelle popolazioni africane la stipsi è rara mentre è
frequente (2 – 5%) in quella europea. Oggi siamo tutti concordi nel ritenere che un uso quotidiano di fibre vegetali (25 – 35%) potrebbe ridurre il
rischio di disturbi (o patologie) a carico dell'apparato digerente (stipsi, ma
anche diverticoliti, ragadi anali) e dell'apparato cardiovascolare (malattie
coronariche, ischemia cardiaca). Così pure l'assunzione regolare di fibra alimentare potrebbe ridurre l'assorbimento di colesterolo e glucosio. Questi
effetti benefici dipendono dal fatto che la fibra riduce il tempo di perma-
nenza di nutrienti, acidi grassi, fosfolipidi, zuccheri e tossine nel lume intestinale e quindi il loro assorbimento.

Alcuni studi hanno rivelato un'associazione tra l'insorgenza di cancro
intestinale e le elevate concentrazioni di acidi biliari in presenza di batteri
anaerobi capaci di deidrogenare i nuclei dell'acido biliare (Heaton 1972;
Hill e coll. 1975). Gli effetti regolatori della fibra sul metabolismo dei
microrganismi nel colon, l'effetto di diluizione del contenuto del colon e
l'assorbimento di derivati degli acidi biliari potenzialmente tossici (acidi
biliari secondari come il litocolato) conferiscono alla fibra un'azione pre-
ventiva nell'insorgenza del cancro del colon (Cummings 1978).

La fibra alimentare può essere utile nella stipsi funzionale, ma anche
nella dischezia rettale. Può essere poi di giovamento al paziente con stipsi
secondaria. Comunque la stipsi può essere più facilmente prevenuta che
curata con la fibra alimentare. La fibra alimentare può anche essere utile nei

pazienti obesi, in quanto provoca una riduzione dell'appetito; inoltre può prevenire lo sviluppo di diverticolite e diverticolosi (Marlett e coll. 2002). La flatulenza ed i crampi addominali sono tra i più importanti effetti indesiderati della fibra alimentare, anche se in genere questi tendono ad attenuarsi con il tempo. La fibra può inoltre distendere il colon ed influenzare l'assorbimento di minerali, oligoelementi e farmaci (digossina, nitrofurantoina, ecc.). L'uso prolungato di fibra può causare ostruzione intestinale, specialmente se non viene presa con adeguate quantità di liquidi. La fibra è ovviamente controindicata in pazienti con ostruzione intestinale, in quelli con megacolon e megaretto e nella dispepsia funzionale.

5.5 Fibre alimentari digeribili

Le fibre idrosolubili fermentate dai batteri nel colon, oltre all'effetto procinetico proprio delle fibre alimentari, hanno anche un'azione trofica sui colonociti dovuta agli acidi grassi a catena corta (AGCC) prodotti dalla loro fermentazione. Una serie di trial clinici e di sperimentazioni su animali, hanno dimostrato l'efficacia terapeutica degli AGCC. Tra questi, quello maggiormente coinvolto nel metabolismo energetico del colonocita è certamente il sale sodico dell'acido butirrico che ha ormai sostituito la classica miscela di AGCC costituita da acetato, propionato e butirrato. Nostri studi, condotti su modelli sperimentali di colite nel ratto, dimostrano che l'uso del butirrato somministrato per via rettale sia da solo che in combinazione con 5-ASA, migliora l'infiammazione e che il trattamento con butirrato favorisce il processo di guarigione della mucosa danneggiata inducendo la transglutaminasi che assembla proteine della matrice quali collagene e fibronectina (D'Argenio e coll 1994, 1996). Il trattamento della colite sperimentale con butirrato si è rivelato efficace anche nella prevenzione della insorgenza di tumori del colon che talvolta costituisce una indesiderata complicanza della colite (D'Argenio e Mazzacca 1999). Combinando i due modelli: induzione della colite con acido trinitrobenzene sulforico (TNBS) e del cancro con azossimetano, si è potuto studiare l'effetto preventivo del trattamento con butirrato ottenendo una notevole riduzione del numero e della superficie dei tumori indotti. Malgrado i promettenti risultati ottenuti in campo sperimentale, i trials clinici dell'ultimo decennio hanno mostrato una efficacia più limitata, talvolta con risultati decisamente contraddittori. In effetti, è nostra opinione che non tutte le molecole che entrano in gioco per il corretto utilizzo del butirrato da parte del colonocita sono state pienamente studiate e, per quanto ci riguarda, sono già oggetto di sicuro interesse; quello che invece ad oggi possiamo senz'altro indicare come una utile innovazione è la disponibilità di compresse gastroresistenti (Sobutir, Zacol) che permettono un rilascio mirato del butirrato nell'ileo terminale e nel colon assicurandone al meglio la biodisponibilità.

5.6 Crusca

È il residuo della macinatura del grano (*Triticum aestivum* L.); rappresenta l'involucro esterno del cereale e si presenta, allontanata la farina, sotto forma di scagliette più o meno larghe e ben distinte. La crusca può derivare anche dall'avena (*Avena sativa* L.), dall'orzo (*Hordeum vulgare*) o dal riso (*Oryza sativa* L.). Questi tipi di crusca non contengono la stessa quantità di fibra (Tabella 5.3); inoltre la fibra derivata dal grano contiene più composti insolubili mentre quella di avena è più ricca di gomma ed è considerata una buona fonte di fibre viscose.

La crusca è riconosciuta come lassativo fin dal 430 a.C., quando Ippocrate affermò che il pane integrale era in grado di pulire l'intestino e passare poi nelle feci, mentre il pane bianco ha un maggior valore nutrizionale e produce meno feci (McCance e Widdowson 1955). L'aggiunta di crusca alla dieta ammorbidisce la consistenza fecale, aumenta il transito intestinale e migliora la stipsi nel giro di 48 - 72 ore. La quantità minima di crusca per produrre l'effetto lassativo è circa 20 g al giorno. La crusca è particolarmente utile nel trattamento della costipazione di tipo funzionale ed in quella spastica, anche se possono servire diverse settimane prima che i sintomi vengano alleviati. L'aumento della massa fecale (che può essere anche del 127%) prodotto dalla crusca si pensa possa essere utile nelle malattie diverticolari del colon (Hodgson 1972; Painter e coll. 1972). I pazienti con costipazione atonica (o ipotonica) possono non rispondere bene al trattamento con crusca a causa del danno neuromuscolare associato a debolezza cronica, vecchiaia o abuso di lassativi.

Tabella 5.3. Tipi di crusca e % di fibra alimentare

Tipo	Percento fibra
Frumento	40 – 50%
Avena	15 – 20%
Orzo	5%
Riso	20-30%

Da sola la crusca non ha un sapore molto gradevole. Può essere consumata sottoforma di "bran flakes" o aggiungendola al cibo cotto. Alcuni pazienti hanno lamentato un senso di gonfiore dovuto all'aumentata produzione di gas intestinali prodotti durante la degradazione batterica della crusca. Questo sintomo però generalmente sparisce con il passare del tempo. È importante l'assunzione di adeguate quantità di liquidi (1500 – 2000 ml) da parte di pazienti che prendono la crusca per la costipazione. La crusca non deve essere usata da individui con ulcerazioni intestinali, stenosi o aderenze. Nei casi di intolleranza alla crusca (il 20% circa di pazienti rifiuta o non tollera la crusca) si può ricorrere a fibre del tipo fruttani, psillio o glucomannano.

5.7. Psillio

È dato dai semi maturi mondati ed essiccati di *Plantago psyllium* (= *P. afra* L.), o *P. indica* L. (= *P. arenaria* Waldst. et Kit), noti in commercio come semi spagnoli o francesi di psillio, o di *P. ovata* Forskal (= *P. ispaghula* Roxb.) noto in commercio come psillio biondo o indiano. Queste piante annuali (erbe caulescenti e pubescenti) appartengono alla famiglia delle *Plantaginaceae*; sono originarie dell'Asia e dei paesi mediterranei, ma sono diffusamente coltivate in Europa (Spagna), India e Pakistan. L'India è uno dei produttori più importanti di psillio, che viene coltivato nello Stato di Gujarat (Husain 1992). I semi (Fig. 5.13), contengono dal 10 al 30% di un composto idrofilo che in acqua dà luogo ad una sostanza mucillaginosa lucida. La mucillagine assorbe acqua nel tratto digerente ed ha anche azione lubrificante. Inoltre, essa assorbe le tossine e può essere utile nella dissenteria e nella costipazione. Ovviamente, è necessario bere grandi quantità di acqua quando si assume questa droga (Tyler e coll. 1988). Lo psillio viene usato alla dose di 5-10 g (2 cucchiaini pieni), 1-3 volte al giorno, normalmente disciolto in un succo, latte o acqua.

Lo psillio è utile nel trattamento della costipazione spastica ed in quella atonica, in caso di emorroidi e quando deve essere evitato uno sforzo eccessivo come nel caso di interventi in sede ano-rettale. Studi piuttosto recenti (Fernandez e coll. 2005; Garcia e coll. 2005) hanno mostrato che lo psillio, associato a levodopa o carbidopa, può essere utile in pazienti con Parkinson che accusano disordini gastrointestinali e costipazione. L'associazione sembra ridurre le reazioni avverse e rendere più stabile e duraturo l'effetto del farmaco antiparkinson. Si crede che un trattamento a lungo termine con psillio

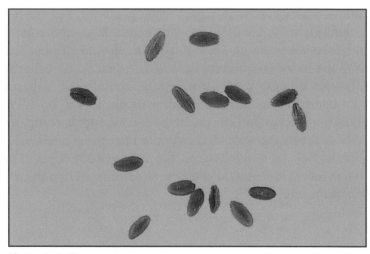

Fig. 5.13. Psillio

possa provocare una riduzione del colesterolo nel sangue interferendo col riassorbimento degli acidi biliari (Forman e coll. 1968). Lo psillio può provocare, se usato a lungo, flatulenza e sensazione di gonfiore addominale. In rari casi ha provocato reazioni allergiche di lieve entità. Un caso di sensibilizzazione (con sintomi asmatici), dopo inalazione cronica di polvere di psillio, è stato riportato in individui atopici (Brunton 1990). In un caso (donna asmatica di 42 anni) ha provocato anafilassi e morte. Lo psillio può inoltre causare pigmentazione renale (se i semi vengono masticati). È controindicato in pazienti con diabete difficile da controllare, in quelli trattati con ipocolesterolemizzanti, nei casi di ostruzione intestinale e di megacolon.

Lo psillio si trova in associazione con la senna (Agiolax®) o con sostanze come il destrosio anidro, il sodio, il bicarbonato, il fosfato di potassio mono basico o l'acido citrico (Metamucil®). Oltre al suo impiego come medicinale, lo psillio viene anche usato nella produzione di cioccolato, caramelle e corn flakes.

5.8 Acido alginico/Agar

Le pareti cellulari di alcune alghe brune del genere *Fucus* (*Fucus vesiculosus* L.), *Laminaria* e *Macrocystis* (*M. pyrifera* L.) che crescono sulle rocce lungo le coste nord atlantiche, contengono polisaccaridi idrofili come l'acido alginico. Il principale componente dell'acido alginico è l'acido poliurico, composto da residui di D-mannitolici e D-glucuronici. L'acido alginico è una polvere incolore ed inodore, in grado di formare soluzioni colloidali con caratteristiche di mucillagine. Grandi quantità di acido alginico sono impiegate nell'industria alimentare (gelati, cioccolato, latte, dolci) per le sue proprietà addensanti. L'algina, il sale sodico dell'acido alginico, è altrettanto utilizzata in sospensione nelle preparazioni cosmetiche o per altri scopi industriali, ivi compreso quello farmaceutico.

L'agar è ottenuto da differenti specie di alghe quali *Gelidium*, *Gracilaria* e *Euchema*. Queste alghe crescono lungo le coste degli Stati Uniti, Spagna, Nuova Zelanda, Australia, Africa del Sud e America sud-occidentale. L'agar si presenta in fasci fatti di strisce sottili e agglutinate (Fig. 5.14) o in forma granulare e contiene approssimativamente il 90% di polisaccaridi, compresi l'agarosio e l'agaropectina; il restante 10% è costituito da acqua, composti azotati e lipidi. L'agar proveniente dalle diverse aree geografiche ha proprietà leggermente diverse, ma ha sempre la capacità di gonfiarsi nel lume del colon e di aumentare l'idratazione delle feci producendo così un effetto lassativo. Talvolta i benefici legati all'uso di agar (400 g) possono manifestarsi anche dopo una settimana dall'assunzione.

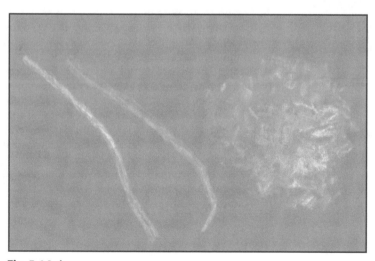

Fig. 5.14. Agar

5.9 Guar

Si ottiene dall'endosperma del seme di *Cyamopsis tetraglobulus* L. (= *C. psoralioides DC*), una pianta coltivata a lungo in India e in Pakistan e che al giorno d'oggi vegeta anche in zone diverse dell'America centro-settentrionale (in particolare nel Texas). Si tratta di una pianta erbacea alta anche 20 metri, con un frutto che è un baccello lungo 5-12 cm, contenente 5-9 semi tondi, bruno lucenti. Per la gomma guar il termine gomma è piuttosto improprio in quanto si tratta di una sostanza mucillaginosa, ovvero di un normale (non patologico) componente cellulare. La gomma si ottiene separando l'albume dall'embrione e dal tegumento del seme (Fig. 5.15). Contiene galattomannano (70-80%), acqua (10-13%), fibra grezza (1,5-2%), proteine (4-5%), ceneri (0,5-0,9%), grassi (0,5-0,75%) e tracce di ferro. Il galattomannano comprende unità di D-galattosio e di D-mannosio nel rapporto molecolare 1:1,4 a 1:2. Nella monografia della FE IV edizione si riporta che la gomma guar è una polvere bianca che produce una mucillagine di viscosità variabile quando viene disciolta in acqua. A concentrazioni intorno allo 0,5% la soluzione di gomma guar è un fluido newtoniano la cui viscosità aumenta linearmente con la concentrazione; a concentrazioni più

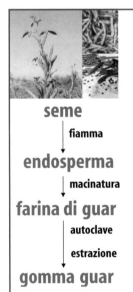

seme

↓ fiamma

endosperma

↓ macinatura

farina di guar

↓ autoclave

↓ estrazione

gomma guar

Per la produzione della gomma guar, il seme è dapprima rapidamente passato su di una fiamma per privarlo del rivestimento, quindi frantumato, per liberare l'endosperma. Dopo la rimozione dell'embrione, l'endosperma viene macinato per dare il prodotto grezzo, la farina di guar, che viene infine passata in autoclave per distruggere gli enzimi presenti in qualsiasi frammento residuo di embrione e per uccidere microrganismi contaminanti. La farina di guar contiene circa l'86% di mucillagine solubile in acqua, che può essere estratta e frazionata mediante precipitazione con etanolo. Il principale componente è il galattomannano, un polisaccaride lineare ad alto peso molecolare di D-mannosio legato in β-1,4 con un residuo di D-galattosio e legato in α-1,6 a ciascuna altra unità di D-mannosio.

Fig. 5.15. Produzione della gomma guar (Da Capasso e coll. 2006)

alte la soluzione diventa un sistema tissotropico. Inoltre la viscosità non è influenzata dal pH e rimane costante in un intervallo di pH compreso tra 4 e 10,5. Il pH influenza tuttavia la velocità di idratazione che è massima a pH 8-9. Il massimo di viscosità della soluzione viene raggiunto ad una temperatura tra i 20 e 40°C. La gomma guar è definita "fibra dietetica" in quanto può ridurre l'assorbimento dei glucidi e dei lipidi della dieta. Inoltre può aumentare la viscosità del contenuto intestinale e pertanto dare una sensazione di pienezza che può ridurre l'appetito e quindi l'ulteriore assunzione di cibo. Esistono anche evidenze sperimentali che suggeriscono un aumento post-prandiale della colecistochinina, un mediatore della sazietà. La gomma guar influenza l'assorbimento dei glucidi presenti nella dieta e pertanto viene utilizzata nella preparazione di pasti per diabetici. Alcuni studi hanno dimostrato una riduzione dei livelli di glucosio pre- e post-prandiale e una riduzione del colesterolo e di LDL mediante il seguente meccanismo: una volta metabolizzata dalla flora batterica del colon, la gomma guar produce acidi grassi a catena corta. Alcuni di questi raggiungono, mediante il sistema venoso portale, il fegato e inibiscono la biosintesi del colesterolo. Alcune evidenze mostrano anche un ridotto assorbimento intestinale di colesterolo ed una maggiore escrezione di sali biliari con le feci.

Come tutti gli agenti formanti massa la gomma guar aumenta il volume delle feci e le idrata rendendo più agevole l'evacuazione in caso di stipsi. Essendo la sua azione graduale, è necessario un trattamento quotidiano di alcuni giorni per poter normalizzare le funzioni dell'intestino. La dose giornaliera consigliata è di 15-20 g (in dosi singole da assumere ad ogni pasto). Flatulenza, dolori addominali e crampi sono gli effetti indesiderati che più di frequente vengono riportati. È anche disponibile un tipo di gomma guar parzialmente idrolizzata, indicata con l'acronimo PHGG (*partially hydrolized guar gum*); questa, a differenza di quella "normale", rimane sempre liquida e non gelifica (Tabella 5.4). Questo tipo di gomma cede facilmente acqua

Tabella 5.4. Confronto tra la gomma guar e la PHGG

Caratteristiche	Gomma guar normale	Gomma guar parzialmente idrolizzatata (PHGG)
Peso molecolare	Circa 300.000	Circa 20.000
Viscosità	Più di 2.000 mPa	5 mPa
Solubilità	1% (v/v)	10%(v/v)
Gelificazione	Si	No
Stabilità	Poco stabile	Molto stabile
Palatabilità	Scarsa	Buona

alle feci, in caso di stipsi. Può essere utile anche in caso di diarrea, di sindrome del colon irritabile e di diverticoli, in quanto le sue proprietà fisicochimiche riducono la possibilità di ristagno di materiale nel lume intestinale e conseguentemente l'infiammazione del diverticolo. La PHGG può essere utilizzata da sola (la dose giornaliera consigliata è di 5 g in unica somministrazione) o in associazione con sostanze che ne amplificano le proprietà benefiche (per es. polialcoli come il lattitolo). La PHGG è ben tollerata: poiché non gelifica, non provoca gonfiore gastrico.

5.10 Karaya

È un essudato gommoso di alcune specie del genere *Sterculia* (*urens, tomentosa, scaphigera*, ecc.). Si tratta di piante originarie della zona montuosa dell'India e del Vietnam. La gomma è un polisaccaride complesso ad alto peso molecolare; è debolmente solubile in acqua, ma si rigonfia rapidamente fino a raggiungere un volume molto maggiore di quello iniziale (Fig. 5.16). La gomma karaya è utilizzata come lassativo ed è indicata nel trattamento sintomatico della stipsi: a tale scopo può anche essere associata a solfato di magnesio o ad ossido di magnesio. È controindicata nel caso di stenosi pilorica e nelle alterazioni della motilità del colon. Tra le altre gomme uti-

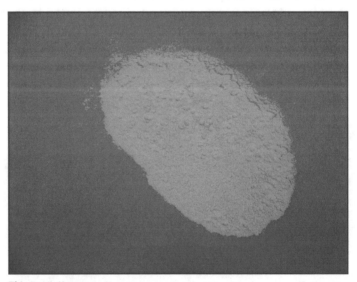

Fig. 5.16. Karaya

lizzate come lassativi di massa ricordiamo la gomma adragante, data dal-l'essudato gommoso essiccato ottenuto da *Astragalus gummifer* Labillardiere (Fam. *Fabaciae*) o da altre specie di *Astragalus*. Questa gomma si raccolglie nel periodo che va da marzo a giugno; dopo l'essiccamento viene ridotta in polvere mediante triturazione. Contiene sostanze mucilla-ginose in grado di assorbire acqua fino a 40 volte il suo volume; normaliz-za il transito intestinale e riduce i processi fermentativi e putrefattivi. Alla gomma sono state attribuite reazioni allergiche associate ad orticaria, rini-te, dermatite topica e asma peraltro non documentate da studi clinici ran-domizzati.

5.11 Glucomannano

Si tratta di un polisaccaride ramificato idrocolloidale costituito da residui di D-glucosio (40%) e D-mannosio (60%) tenuti insieme da legami β-1,4 (peso molecolare compreso tra 200 e 2000 kds). Definito anche "fibra dietetica" (proprio come la gomma guar), il glucomannano si ricava dalla farina kon-jac che si ottiene dai tuberi di *Amorphophallus konjac* (Fam. *Araceae*), pian-ta (correlata al comune philodendron) originaria dell'Asia ed oggi coltivata soprattutto in Giappone. *A. konjac* viene indicata con diversi nomi comuni come *woodoo lilly, devil's tongue, konjac, ju ruo (cinese), konjaku o konnya-ku* (giapponese). I tuberi, piuttosto voluminosi, vengono tagliati, essiccati e macinati; la farina che si ottiene è stata incorporata in diverse derrate ali-mentari, tra cui il pane. In anni più recenti la farina konjac o i glucomanna-ni konjac sono stati commercializzati sottoforma di capsule o di gelatina. Questi preparati si rigonfiano nel colon, aumentano la massa fecale e, grazie all'effetto massa, normalizzano la peristalsi. Studi sperimentali e trials clini-ci indicano che il galattomannano konjac può essere utile nella costipazione cronica (Passaretti e coll. 1991; Staiano e coll. 2000). È stato anche osservato che il galattomannano konjac forma nel lume intestinale un gel che seque-stra il colesterolo, gli acidi biliari ed i grassi alimentari; inoltre rilascia len-tamente i carboidrati e rallenta lo svuotamento gastrico prolungando il senso di sazietà. Alla luce di queste osservazioni si ritiene che il galattoman-nano possa essere utile anche nel trattamento della ipercolesterolemia, nel diabete e nell'obesità (Arvill e Bodin 1995; Vuksan e coll. 2000; Walsh e coll. 1984). In commercio esistono preparati contenenti glucomannano konjac da solo (1-4 g/die) o in associazione [per es. con lattulosio (1-2 beutine/die)]. Il glucomannano può provocare flatulenza e meteorismo. È controindicato in pazienti sensibili ai prodotti contenenti glucomannani, in quelli con ostruzione intestinale, con difficoltà nel deglutire ed in quelli con restringimenti esofagei. Inoltre diminuisce l'assorbimento di vitamine liposolubili assunte contemporaneamente (come integratori o alimenti).

5.12 Altre mucillagini

Esistono altri prodotti vegetali che contengono mucillagini in grado di gonfiarsi a contatto con l'acqua. Tra questi ricordiamo le radici, le foglie ed i fiori di *Althaea officinalis* L. (altea), le foglie ed i fiori di *Malva silvestris* L. (malva) e le radici ed i fiori di *Viola odorata* L. (viola). Questi vegetali possono essere utilizzati sia singolarmente (raro), sia in associazione con altri prodotti indicati per la costipazione acuta o cronica. La loro azione è blanda e raramente compaiono effetti indesiderati. La presenza di tannini e di saponine può ridurre o incrementare l'azione lassativa. Inoltre a tali composti è attribuita anche un'azione protettiva sulle mucose infiammate.

Altaea officinalis (Fam. *Malvaceae*) è una pianta erbacea annuale che cresce nelle parti fredde e umide dell'Europa e dell'Asia. L'altea è costituita dalle radici (raccolte in autunno), dai fiori, presenti da luglio ad agosto e dalle foglie. Circa il 30% del materiale della pianta è costituito di sostanze mucillaginose (acido D-galatturonico e metilpentosi), il 25% è amido, altri costituenti sono sali minerali, asparagine e le beatine. *Malva silvestris* (Fam. *Malvaceae*) è una pianta erbacea annuale o biennale, originaria dell'Europa centrale e della penisola balcanica. I fiori (raccolti prima della fioritura) e le foglie contengono sostanze mucillaginose (acido galatturonico, galattosio e metilpentosi) ed antociani.*Viola odorata* (Fam. *Violaceae*) è una pianta erbacea presente in tutti i continenti. I fiori, le radici, le foglie e i semi contengono mucillagini e saponine; le radici contengono anche un alcaloide ad attività emetica. Si crede che le saponine agiscano sulla mucosa intestinale. Nel contempo, le mucillagini hanno un'azione calmante ed emolliente che può contribuire all'effetto lassativo.

5.13 Altre piante e frutti lassativi

Alcuni vegetali come il tamarindo, la cassia, le more ed i datteri possono avere azione lassativa se consumati in quantità sufficiente. Questo è dovuto alla presenza di acidi (citrato e tartrato) e della componente zuccherina. Il tamarindo è la polpa del frutto di *Tamarindus indica* L. (Fam. *Ceasalpinaceae*), un albero sempreverde presente in India ed in Africa. I frutti sono baccelli (Fig. 5.17), i semi sono immersi in una soffice polpa giallastra dal gusto leggermente acido e un odore caratteristico. La polpa contiene circa il 20% di acidi organici (tartarico, citrico, malico) sia in forma libera che come sali di potassio, e circa il 20-30% di sostanze mucillaginose e zuccheri. Il tamarindo si assume sotto forma di marmellata o di sciroppo. La dose è di 40-60 g per gli adulti e 1-2 g per i bambini in caso di costipazione cronica.

La cassia è data dalla polpa del frutto di *Cassia fistula* L. (Fam. *Leguminoseae*), un albero coltivato nelle regioni tropicali. I frutti sono baccelli cilindrici arrotondati alle estremità (Fig. 5.18). L'interno è diviso in numerose sezioni ripiene di una polpa nerastra che ha un odore particolare e gusto dolciastro. La polpa contiene acido citrico, sostanze tanniche, pectine, derivati degli antrachinoni (1%) e fruttosio (70%). Si usa sotto forma di marmellata o sciroppo come blando lassativo per i bambini. La dose è di 40-60 g (3 -5 g per ogni anno di età).

Le prugne (*Prunus domestica* L., Fam. *Rosaceae*) possiedono un'azione lassativa eccellente alle dosi di 50-100 g. L'effetto lassativo delle prugne è dovuto al contenuto di acidi (2%), zuccheri inversi (50%) e di ossifenisatina (piccole quantità). Consumare prugne (o la marmellata che si ricava da questi frutti) a colazione coadiuva l'azione della dieta ricca di fibre. Anche le

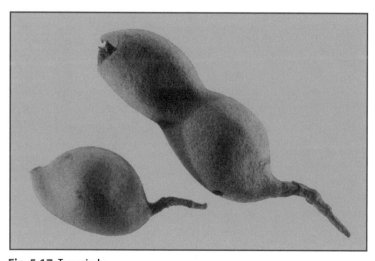

Fig. 5.17. Tamarindo

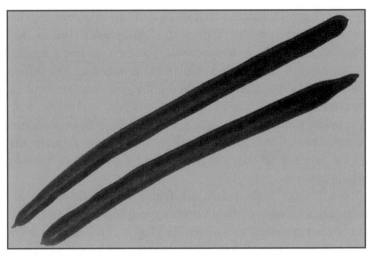

Fig. 5.18. Cassia

more (*Rubus fruticosus* L., Fam. *Rosaceae*) utilizzate come marmellata e sciroppo possiedono un'azione lassativa alle dosi di 40-80 g. Molti altri frutti (per es. fico, uva, ecc.), specialmente se non molto acerbi, agiscono come lassativi, probabilmente attraverso l'azione combinata delle fibre e dell'effetto osmotico legato agli zuccheri naturali. Il contenuto di zucchero è del 12% nei fichi, del 25% nell'uva fresca, del 70% nell'uva secca e del 40% nelle prugne.

6. I lassativi naturali di origine minerale

6.1 Sali inorganici

L'azione dei lassativi salini consiste nella presenza di anioni e cationi che sono poco assorbiti dalla mucosa intestinale, la quale si comporta come una membrana semipermeabile. La presenza di questi ioni nell'intestino porta alla ritenzione di acqua al fine di mantenere l'equilibrio osmotico, con una stimolazione indiretta della peristalsi (Lium e Florey 1939). L'effetto lassativo è proporzionale al potenziale osmotico dei sali; ciò può spiegare la differenza nell'azione lassativa tra i diversi sali (Tabella 6.1). Alcuni sali abbassano poi il pH del colon e questo può contribuire all'effetto lassativo (Bennett e Eley 1976).

Tuttavia, quando vengono utilizzati i lassativi salini, una quota di essi viene assorbita; ciò è importante soprattutto in quei pazienti con funzione renale compromessa o in cui è stata osservata una ipermagnesemia (paradossalmente l'ipermagnesemia causa ileo paralitico che porta a costipazione) (Kinnunen e Salokannel 1987). I lassativi salini vengono utilizzati per via orale, come clisteri per la preparazione ad esami radiologici, per espellere i parassiti e in caso di avvelenamento. Essi sono sconsigliati in caso di infiammazione intestinale. I sali di magnesio sono controindicati nei pazienti con

Tabella 6.1. Efficacia lassativa dei sali inorganici

	Effetti relativi a dosi equivalenti
Solfato di sodio anidro	1,0
Solfato di sodio cristallino	1,4
Solfato di magnesio	1,5
Fosfato di sodio	1,6
Tartrato di sodio	2,0
Citrato di sodio	2,3
Citrato di magnesio	3,7

funzione renale compromessa o con collasso cardiaco congestizio. I lassativi salini hanno lo svantaggio di essere amari e possono causare danno alla mucosa intestinale (Bretagne e coll. 1981; Meisel e coll. 1977).

Il solfato di magnesio (MgSO$_4$), anche noto come sale inglese o sale di Epson, si presenta sottoforma di cristalli inodori e di sapore amaro da assumere per via orale disciolti in acqua. La dose è di 5-15 g. Il solfato di magnesio può indurre il rilascio di colecistochinina, un ormone che influenza la peristalsi e la secrezione intestinale. Questo ormone potrebbe essere responsabile dell'azione lassativa del sale (Harvey e Read 1973,1975), anche se non vi sono prove scientifiche a supporto di questa teoria. Anche il monossido di azoto potrebbe essere coinvolto nell'azione lassativa del MgSO$_4$ (Izzo e coll. 1994,1996a). Dopo il 1966 non sono stati più eseguiti trials clinici rivolti a valutare la utilità del sale di Epson nella costipazione.

L'idrossido di magnesio è disponibile in tavolette; la dose è di 2-4 g; la sospensione acquosa dell'idrossido di magnesio (7,0–8,5%) è anche disponibile in una preparazione standardizzata (latte di magnesio); la dose è di 15 ml. Uno studio clinico suggerisce che l'idrossido di magnesio è efficace nella costipazione, ma l'uso frequente può causare ipermagnesemia. Altri sali di magnesio, per esempio il carbonato, l'ossido, il fosfato, hanno proprietà lassative simili, ma sono generalmente più utilizzati come antiacidi.

Il citrato di magnesio è un sale dal gusto piacevole; la soluzione di citrato di magnesio è una preparazione aromatizzata che contiene l'equivalente di 1,5-1,9 g di ossido di magnesio per 100 ml di soluzione. L'acido citrico ed il bicarbonato di sodio sono aggiunti in eccesso per rendere la soluzione effervescente. La dose consigliata è di 200 ml.

Il solfato di sodio, chiamato anche sale di Glauber, si presenta come una polvere bianca, igroscopica ed inodore con un gusto sgradevole. La dose è di 15 g per l'effetto catartico e 3-6 g per l'effetto lassativo.

Il fosfato di sodio si presenta sottoforma di cristalli trasparenti inodori con un sapore leggermente alcalino. La dose è di 4-8 g. Tra tutti i lassativi salini questo è quello dal sapore più gradevole; tuttavia, una preparazione dal gusto ancora migliore è il fosfato di sodio effervescente, una miscela di fosfato di sodio, bicarbonato di sodio ed acido citrico. La dose raccomandata e di 10–20 g.

Il tartrato di sodio e potassio (o sale di La Rochelle) si presenta sottoforma di cristalli incolori e dal gusto amaro, leggermente effervescenti all'aria secca. La dose consigliata è di 10 g, questo sale, in genere, è aggiunto al bicarbonato di sodio ed all'acido tartarico per formare una polvere effervescente (polvere di Seidlitz). In pratica, l'acido tartarico si scioglie separatamente nell'acqua ed unito con gli altri due sali in parti uguali al momento dell'uso.

6.2 Olio minerale

In qualche caso l'evacuazione può essere facilitata mediante somministrazione orale di alcune sostanze oleose come l'olio minerale. Originariamente queste sostanze sono state classificate come lubrificanti o emollienti e questo può ben rendere l'idea dell'azione di tali sostanze all'interno del lume intestinale. Generalmente esse vengono utilizzate dopo interventi di chirurgia addominale o dopo emorroidectomia e, talvolta, durante la gravidanza per ridurre lo sforzo durante la defecazione.

L'olio minerale (paraffina liquida) è una miscela purificata di idrocarburi, incolore, inodore e priva di sapore; talvolta l'olio minerale è stabilizzato con 0,001% di α-tocoferolo. In genere, come lassativo si usa una forma pesante dell'olio minerale. Si pensa che esso sia effettivamente non–assorbibile e che rimanga a contatto col chimo (ed eventualmente con le feci) accompagnandolo nel percorso dal tenue al colon. È, inoltre, possibile che una parte dell'olio avvolga la parete del lume intestinale interferendo così con l'assorbimento del fluido intraluminale e mantenendo lubrificata la massa fecale. La dose lassativa di olio minerale è di circa 15 ml.

L'utilizzo dell'olio minerale come lassativo comporta però diverse reazioni avverse. La più comune di esse è che l'olio, fuoriuscendo dall'ano, possa provocare irritazione e prurito anale (Jones e Gotting 1972) ritardando così la guarigione del tessuto dopo operazioni rettali o anali. Inoltre, siccome l'olio è un buon veicolo per farmaci e vitamine liposolubili (A, D, E e K), potrebbe diminuire l'assorbimento di queste sostanze comportando così un deficit vitaminico. È ben noto che una carenza cronica di vitamina D può esacerbare l'osteoporosi specialmente negli anziani che sono, tra l'altro, i soggetti maggiormente propensi all'uso di lassativi; il deficit di vitamina K, invece, può interferire con la produzione di importanti fattori della coagulazione del sangue e generare sanguinamento o emorragia interna. Un altro potenziale problema, specialmente nei neonati e negli anziani è la polmonite lipidica (Freiman e coll. 1940), dove gocce lipidiche entrano nei polmoni dopo reflusso gastrico. È stato anche riportato un possibile effetto cancerogeno a livello gastrointestinale dell'olio minelare (Boyd 1954). Per queste ragioni ne deve essere evitato l'uso frequente.

7. I lassativi di sintesi

7.1 Derivati del difenilmetano

Noti anche come derivati del triarilmetano, è un gruppo di lassativi di sintesi che comprende bisacodile, picosolfato e fenolftaleina (quest'ultimo farmaco non è più disponibile in Italia). La fenolftaleina contiene gruppi difenolici liberi mentre il bisacodile è un estere di acido acetico ed il picosolfato (sodico) un semiestere di acido solfurico. Questi farmaci diminuiscono l'assorbimento di glucosio e di elettroliti nel tenue, provocano una secrezione attiva di ioni nel lume intestinale (Farak e coll. 1985; Ewe 1987; de Witte e coll. 1991) ed alterano la motilità intestinale (Leng-Perchlow 1986; Forth e coll. 1966). I meccanismi d'azione di questi farmaci sono ancora poco chiari per i dati contraddittori che si hanno in letteratura. Alcuni risultati indicano un aumento di prostaglandine e di nucleotidi ciclici (Beubler e Juan 1978; Rachmilewitz e coll. 1980; Autore e coll. 1984; Farak e Nell 1984; Capasso e coll. 1986) o cambiamenti nella permeabilità della mucosa (Saunders e coll. 1975, 1977; Meisel e coll. 1977). Altri mostrano una inibizione della Na^+, K^+ - ATPasi (Donowiz e Welsh 1987). I loro effetti sulla motilità sono inconsistenti e poco caratterizzati (Gullikson e Bass 1984). Questi lassativi hanno una comparsa di effetto estremamente variabile da un individuo all'altro. Generalmente è opportuno assumerli la sera prima di coricarsi possedendo, comunque, una latenza di effetto superiore alle 6 ore. Per i motivi sopra citati non devono essere utilizzati per più di 10 giorni. Il paziente deve essere avvertito della colorazione rosata che possono assumere feci ed urine in seguito all'assunzione di tali sostanze. L'utilizzo è controindicato nei bimbi di età inferiore ai 3 anni ed è comunque necessaria la consultazione del medico curante nei bambini al di sotto dei 12 anni. Gravidanza ed allattamento sono altre condizioni in cui l'uso di questi farmaci è controindicato. I derivati del difenilmetano, accelerando il transito del contenuto intestinale possono interferire con l'assorbimento dei farmaci; pertanto è consigliabile lasciar trascorrere un intervallo di almeno 2 ore tra l'assunzione del lassativo e quella di altri medicinali per via orale. Un eccessivo effetto lassativo, con disidratazione e perdita di elettroliti (specialmente potassio), accompagnato da dolori crampiformi, può conseguire ad un sovradosaggio. Questi farmaci, inoltre, possono danneggiare gli enterociti e dar luogo a processi infiammatori del colon.

7.1.1 Fenolftaleina

La fenolftaleina (Fig. 7.1) contiene gruppi difenolici liberi e si presenta come una polvere bianca, cristallina, inodore. Sintetizzata nel 1800, le sue proprietà lassative furono scoperte quando fu aggiunta al vino in Ungheria per incrementare la consistenza e l'intensità del colore. È stato uno dei lassativi da banco (OTC) più utilizzato.

Con l'uso abituale di fenolftaleina si sono riscontrate gravi reazioni avverse come osteomalacia e gastroenteropatia proteino-disperdente e reazioni allergiche (es. Sindrome di Steven-Johnson). Dati sperimentali recenti sembrano dimostrare che all'uso cronico della fenolftaleina, ma non del bisacodile, possa conseguire un effetto genotossico e cancerogeno (Stoll e coll. 2006). Per questo è stato ritirato dal commercio in Italia anche se non esistono al riguardo dati epidemiologici (Garner e coll. 2000; Josefson 1997).

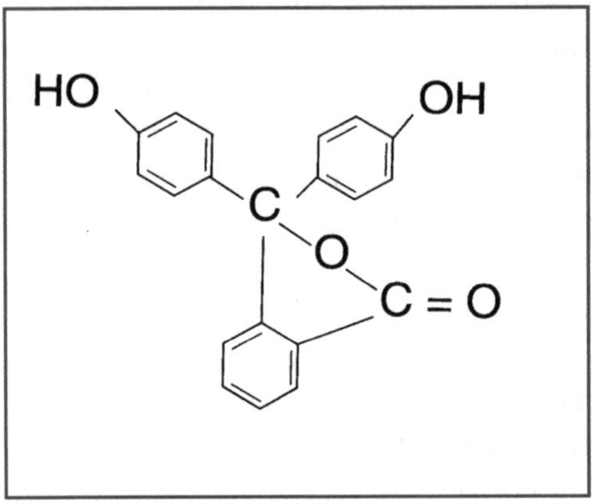

Fig. 7.1. Fenolftaleina

7.1.2 Bisacodile

Questo lassativo difenolico (Fig. 7.2), usato fin dal 1953, fu originariamente formulato per uso rettale, ma ora è disponibile anche per uso orale. Il suo impiego (compresse da 10 mg, supposte da 5-10 mg) si è diffuso dopo il ritiro dal commercio della fenolftaleina.

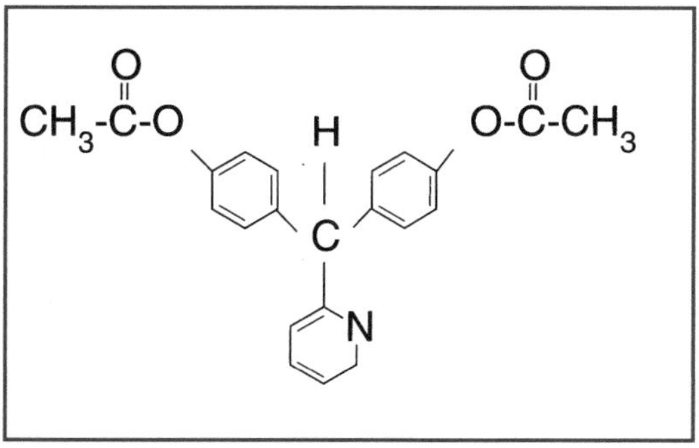

Fig. 7.2. Bisacodile

Solo il 5% circa della dose somministrata *per os* viene assorbita nell'uomo. Una parte del farmaco è presente nell'urina come glucuronide. Viene deacilato nel tenue (Ferlemann e Vogt 1965), ma sia la forma nativa che quella deacilata del farmaco sono assorbite (Hillestad e coll. 1982). Questi eventi possono influenzare l'assorbimento e l'estensione del circolo enteroepatico del bisacodile (Sund 1989). Dopo somministrazione rettale il bisacodile produce defecazione in pochi minuti, suggerendo che il farmaco, una volta a contatto con la mucosa rettale evochi un riflesso neuronale piuttosto che una risposta per via sistemica (Flig e coll. 2006). Dato *per os* il bisacodile agisce con un meccanismo più complesso che prevede una inibizione della Na$^+$, K$^+$ - ATPasi, un *release* di PGE$_2$, una stimolazione della fosfodiesterasi e dell'adenil ciclasi ed un'azione a carico della mucosa (Donowiz e Welsh 1987). Inoltre nell'effetto lassativo del bisacodile sembra coinvolto l'NO (Gaginella e coll. 1994).

Le compresse di bisacodile dovrebbero essere inghiottite senza masticarle o frantumarle, per evitare disturbi gastrici. Esse dovrebbero essere prese almeno un ora prima di un antiacido allo scopo di proteggere il rivestimento enterico. Diversamente possono aversi vomito e fastidi gastrici. L'effetto lassativo si ha dopo 6-8 ore se dato *per os* oppure dopo 15-30 min se dato per via rettale. Una lieve proctite e una sensazione di bruciore nel retto si avvertono dopo un uso eccessivo (settimane) di supposte di bisacodile.

7.1.3. Picosolfato

Il sodio picosolfato (Fig. 7.3) si presenta come una polvere bianca, incolore ed inodore. È altamente polare e scarsamente assorbito dal tenue (Ferlemann e Vogt 1965). Di conseguenza, il picosolfato una volta ingerito raggiunge il crasso, dove viene idrolizzato nella forma difenolica attiva

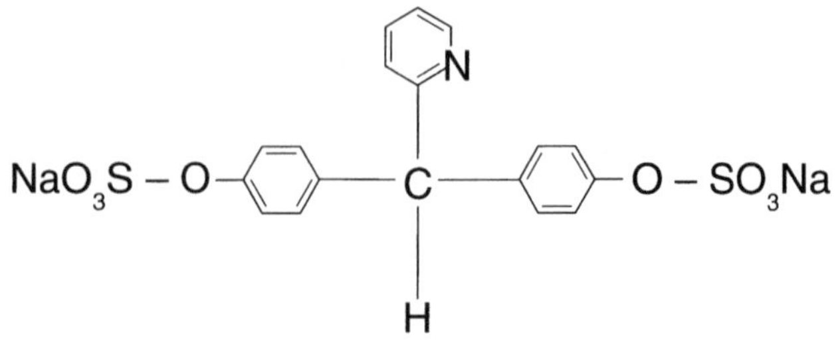

Fig. 7.3. Picosolfato di sodio

(Sund 1989). L'idrolisi avviene ad opera di enzimi batterici piuttosto che di esterasi endogene poiché la biotrasformazione avviene nel colon, la sua azione lassativa si manifesta non prima di 8-24 ore. Il picosolfato, associato al citrato di magnesio dà luogo ad una preparazione utile per studi diagnostici o per interventi chirurgici (Takada e coll. 1989).

La dose usuale nell'adulto è di 2-3 perle o compresse o 5-10 gocce in un bicchiere d'acqua la sera prima di coricarsi; nei bambini al di sopra dei 3 anni 1 perla o 2-3 gocce. L'effetto lassativo si manifesta il mattino seguente (in media dopo 6-10 ore). Il farmaco va preso per brevi periodi di tempo (2-3 giorni), in quanto un impiego prolungato può creare una "dipendenza" dal lassativo, nel senso che l'intestino, "impigrito", funziona solo se stimolato dal medicinale.

La tossicità acuta orale del sodio picosolfato è stata studiata nel topo, nel ratto e nel coniglio e le rispettive dosi tossiche sono risultate essere superiori ai 17 g/kg, 16 g/kg e 6 g/kg. I sintomi più rilevanti di tossicità nel topo e nel ratto sono stati polidipsia, orripilazione e diarrea. Tra tutte le specie animali studiate, il coniglio si è dimostrato il più sensibile.

Studi di tossicità sub-cronica e cronica fino a 6 mesi nel ratto e nel cane hanno mostrato che la somministrazione di dosi di sodio picosolfato 1000 volte maggiori rispetto alla dose terapeutica nell'uomo, provoca diarrea e perdita di peso. In seguito all'esposizione ad alte dosi si è notata una singolare atrofia della mucosa gastrointestinale. Queste modificazioni strutturali erano correlate ad un effetto di irritazione cronica intestinale associata a cachessia. Tutti gli effetti tossici erano comunque reversibili. Il sodio picosolfato non ha avuto effetti sul ritmo cardiaco, sulla pressione del sangue e sulla respirazione sia nell'animale sveglio che anestetizzato.

Il sodio picosolfato non ha mostrato un potenziale mutagenico. Non sono disponibili dati a lungo termine per la valutazione di potenziali effetti cancerogeni.

Il sodio picosolfato è stato studiato, alle dosi di 1, 10 e 100 mg/kg peso corporeo nei ratti e nei conigli, per il suo effetto sulla fertilità /segmento I (periconcezionale: trattamento prima dell'impianto dell'ovulo), teratogenicità/segmento II (embriogenesi: esposizione durante l'organogenesi) e sviluppo peri- e postnatale/segmento III (trattamento durante l'ultima parte della gestazione fino all'allattamento). Le dosi in grado di provocare diarrea grave nella gestante erano associate ad embriotossicità (aumento del numero di riassorbimento precoce degli embrioni) senza effetti teratogeni o effetti indesiderati sulla capacità riproduttiva della prole.

7.2 Agenti neuromuscolari

Una riduzione dell'attività delle innervazioni colinergiche può causare in alcuni pazienti una atonia del colon, vuoi per un danno a carico del sistema nervoso enterico, vuoi anche per una contemporanea assunzione di farmaci con effetti indesiderati anticolinergici. In questi casi ha senso stimolare la muscolatura liscia del colon con un agonista colinergico come il betanecolo. Uno studio clinico ha dimostrato che questo farmaco, somministrato alle dosi di 25-50 mg 3-4 volte nella giornata, può rimuovere la stipsi causata da una terapia con antidepressivi triciclici (Everett 1975). La neostigmina sembra invece efficace nei casi di pseudo-ostruzione acuta del colon (Ponec e coll. 1999; Paran e coll. 2000). Una dose singola di 2-2,5 mg, data per via endovenosa, decomprime il colon nel 90% di pazienti con pseudo-ostruzione del colon. La sua efficacia nella stipsi cronica non è stata ancora studiata, ma si sospetta che dovrebbe agire come il betanecolo. Può provocare effetti indesiderati quali bradicardia, dolore addominale, eccessiva salivazione e vomito. Somministrata per via parenterale (0,25-0,5 mg) o *per os* (15 mg 3-4 volte nella giornata) la neostigmina dovrebbe essere meglio tollerata. Ad ogni modo è possibile ridurre gli effetti indesiderati (soprattutto crampi addominali ed eccessiva salivazione) di questi agenti colinergici aspecifici (betanecolo e neostigmina) riducendo la dose in modo da utilizzare la minima quantità di farmaco capace di mantenere il lume intestinale aperto.

Un altro approccio terapeutico è rappresentato dall'impiego di farmaci procinetici che agiscono sui recettori per la serotonina (5-HT) come cisapride, prucalopride e tegaserod (Camilleri e Von der Ohe 1994; Nagakura e coll. 1999). Il cisapride interagendo con i recettori $5-HT_4$ stimola il *release* di acetilcolina e quindi le contrazioni coordinate dell'intestino. Diversi studi clinici hanno dimostrato un aumento della frequenza delle evacuazioni dopo trattamento con cisapride, anche se questo aumento non si è mostrato sempre significativo (Nurko e coll. 2000; Schutze e coll. 1997). Inoltre, secondo Schiller (2001) l'effetto del cisapride si manifesta nel 20% dei pazienti con atonia colonica. Questa limitata risposta del cisapride può essere dovuta al fatto che solo un ridotto numero di pazienti con atonia del colon presenta un sistema enterico (o parte) ancora capace di rispondere alla sollecitazione del farmaco. Il cisapride può causare disritmie cardiache anche letali (Walker e coll. 1999) e questa è stata la causa del ritiro di questo farmaco dal commercio in alcuni paesi, anche se oggi sembra chiaro che queste disritmie cardiache sono la conseguenza di interazioni con farmaci che, dati simultaneamente, interferiscono con il metabolismo del cisapride via la variante 3A4 del sistema enzimatico P450 (agenti antifungini come ketaconazolo ed itraconazolo; antibiotici macrolidi come eritromicina e claritromicina; nefazodone; antiretrovirali come ritonavir; il succo di pompelmo). Pertanto se si evitano queste interazioni si riducono sensibilmente gli effetti indesiderati del cisapride a carico del cuore. Un altro agonista del recettore 5-HT$_4$ è il prucalopride; questo agente si è rivelato più attivo del cisapride nel "velocizzare" il transito intestinale in pazienti con stipsi cronica (Poen e coll. 1999; Bouras e coll. 1999). Anche il tegaserod (Fig. 7.4), un altro agonista (parziale) del recettore 5-HT$_4$ si è mostrato capace di accelerare il transito orocecale (Prather e coll. 2000) in pazienti costipati, con sindrome IBS (*irritable bowel syndrome*). Studi clinici indicano che questo farmaco, al pari del polietilenglicole, è da preferire ad ogni altro lassativo nei casi di costipazione cronica (Ramkumar e Rao 2005).

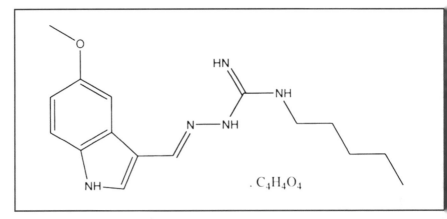

Fig. 7.4. Tegaserod

Un altro agente da prendere in considerazione nei casi di costipazione cronica è il misoprostol, un analogo della prostaglandina. Un trattamento con 200 µg (2-4 volte nella giornata) accelera il transito intestinale sia negli individui sani che costipati (con stipsi cronica) aumentando il numero delle evacuazioni (Roarty e coll. 1997; Soffer e coll. 1994). Secondo Schiller (2001) circa il 25% dei pazienti con stipsi idiomatica risponde a questo farmaco. Molto probabilmente il misoprostol va a stimolare sia la motilità che la secrezione intestinale, specie quella del colon (di sinistra). Può provocare, come effetti indesiderati, crampi addominali; inoltre è sconsigliato in gravidanza in quanto può stimolare le contrazioni dell'utero.

La colchicina è un altro agente che viene utilizzato, di tanto in tanto, nel trattamento della stipsi cronica (Verne e coll. 1997; Frame e coll. 1998). Una dose di 0,6 mg incrementa la frequenza delle evacuazioni e riduce il ricorso ai classici lassativi. Secondo Schiller (2001) la colchicina risulta efficace solo nel 10% dei soggetti con costipazione cronica. Questo agente antigottoso provoca nella terapia della gotta, come effetto indesiderato, diarrea.

Ricordiamo infine gli antagonisti oppiacei naloxone e naltrexone, molto utili in pazienti con costipazione indotta da oppiacei e derivati (Meissner e coll. 2000; Yuan e coll. 2000). Questi agenti bloccano i recettori oppiacei localizzati nell'intestino e di conseguenza riducono l'assorbimento di liquidi intraluminali ed accelerano il transito intestinale.

7.3 Sodio dioctil sulfosuccinato

Questo farmaco è un surfattante (Fig. 7.5). Originariamente si pensava che il sodio diottil sulfosuccinato (DSS) ammorbidisse le feci aiutando l'incorporazione di acqua a causa delle sue proprietà umettanti ed emollienti. Oggi è chiaro che il DSS è in grado di produrre danno alla mucosa e all'epitelio (Saunders e coll.1975; Bretagne e coll. 1981), il che spiega l'effetto inibitorio sull'assorbimento di liquidi. Il DSS, inoltre, inibisce la Na^+/K^+-ATPasi, ma non ha un effetto consistente sul cAMP (Donowitz e Welsh, 1987). Il DSS non agisce quindi come lubrificante della mucosa.

Il DSS è utile quando deve essere evitato lo sforzo durante l'evacuazione, come nel *post partum* o in caso di pazienti con malattie cardiache, debolezza cardiovascolare o che hanno subito interventi nella zona anorettale. Esistono diversi prodotti in cui il DSS è in associazione con antrachinoni o altri lassativi, tuttavia è stata riportata la epatotossicità dell'associazione di DSS con ossifenisatina dovuta, probabilmente, all'effetto sulla permeabilità

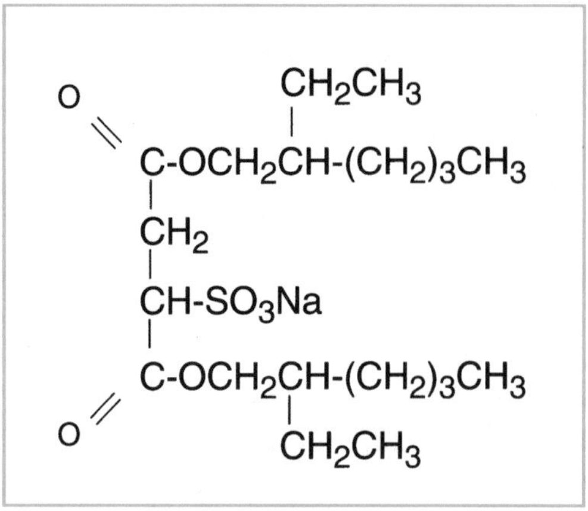

Fig. 7.5. Diottil-sodio sulfosuccinato

della mucosa; inoltre Il DSS non dovrebbe essere dato in associazione con agenti lubrificanti come l'olio minerale in quanto potrebbe favorirne l'assorbimento e provocare tossicità.

La dose del DSS o del suo sale di calcio è 50-400 mg al giorno in dose singola e non. Sono anche disponibili soluzioni orali da 10 o 50 mg/ml. Di solito, sono richieste 24-48 ore per l'insorgenza dell'effetto lassativo.

7.4 Sorbitolo

Il sorbitolo è un polialcol (Fig. 7.6) dal gusto dolce. È poco assorbito dall'intestino ed esercita un'azione osmotica. Quando ingerito alle quantità di

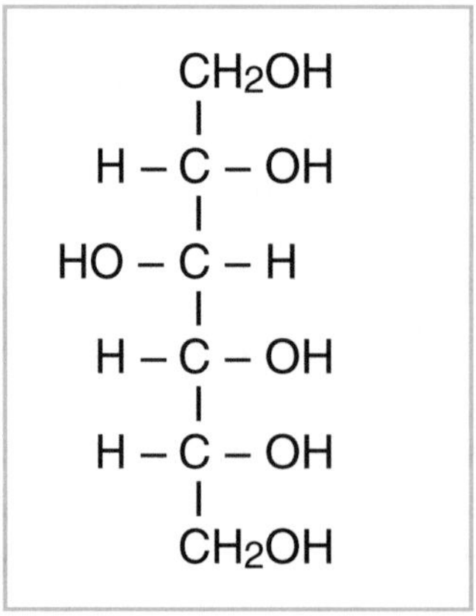

Fig. 7.6. Sorbitolo

20-50 g, provoca diarrea. Il contenuto di sorbitolo nelle gomme da mastica-
re senza zucchero o nelle caramelle (1,3-2,2 g per pezzo) è sufficiente a produrre un effetto lassativo nei soggetti che consumano 10 o più pezzi al giorno. A causa del suo effetto lassativo pronunciato e della sua sicurezza, il sorbitolo viene spesso usato in caso di avvelenamento da farmaci. Il sorbitolo
è attivo quanto il lattulosio.

7.5 Lattulosio

Il lattulosio è un disaccaride formato da galattosio e fruttosio (Fig. 7.7).
Nell'intestino tenue manca la disaccaridasi, l'enzima che catalizza l'idrolisi
del lattulosio: per tale motivo, il lattulosio resta quasi inalterato e non viene
assorbito fino al colon dove i batteri lo scindono in acido lattico, acido acetico ed anidride carbonica. L'effetto lassativo è prodotto mediante meccanismi diretti o attraverso l'alterazione del pH del colon (l'abbassamento del
pH del colon favorisce la peristalsi). Inoltre, è probabile che l'attività osmotica del lattulosio non assorbito nell'intestino tenue contribuisca all'effetto
lassativo. Visto che il lattulosio è un nutriente batterico, la quota batterica
del colon aumenta con conseguente aumento della massa fecale. Il lattulosio
è un lassativo sicuro anche per somministrazione cronica. Dato che il lattulosio riduce il pH del colon e previene la formazione di acidi biliari secondari co-carcinogenici , è stato ipotizzato che esso possa prevenire l'insorgenza di adenomi collaterali allo stesso modo delle vitamine antiossidanti
(Boisson 1990; Roncucci e coll. 1993). Il lattulosio risulta efficace e sicuro
nella costipazione idiopatica.

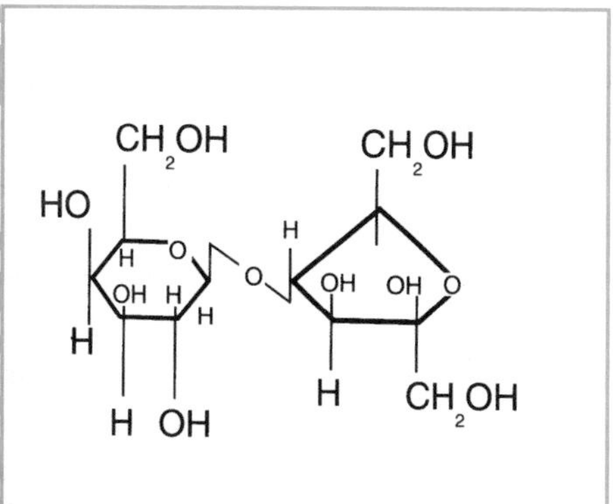

Fig. 7.7. Lattulosio

Gli effetti collaterali del lattulosio consistono in disagi addominali e flatulenza che si manifestano nel 20% dei pazienti; nausea e vomito sono frequenti soprattutto a dosi elevate (Kot e Pettit-Young 1992). In uno studio clinico sono stati confrontati gli effetti lassativi del polietilenglicole e del lattulosio. Dal confronto si evince che il lattulosio è meno efficace, ma anche responsabile di più effetti indesiderati. Un altro studio randomizzato mostra che il lattulosio è attivo quanto lo psillio, ed un'altro evidenzia che il lattulosio è attivo quanto il sorbitolo, ma i pazienti sono più propensi alla nausea.

Il lattulosio è disponibile come sciroppo. L'effetto lassativo insorge dopo qualche giorno, con la dose di 15 ml (comprendenti 10 g di lattosio, inclusi 2,2 g di galattosio, 1,2 g di lattosio e 1,2 g di altri zuccheri).

7.6 Metilcellulosa

L'etere metilico della cellulosa, o metilcellulosa, è una polvere granulare o grumosa, bianca o grigio-biancastra, senza odore ne gusto. Quando miscelata con acqua, si ingrandisce fino a 25 volte il suo volume. La metilcellulosa è utile per regolarizzare il flusso nei pazienti con colostomia o con malattia diverticolare. Viene usata negli adulti alla dose di 1-6 g al giorno; la dose pediatrica è di 500 mg 2–3 volte al giorno. Non viene assorbita nel tratto digestivo e non interferisce con l'assorbimento delle vitamine.

7.7 Polietilenglicole

Il polietilenglicole (PEG) è un polimero inerte, solubile in acqua, che non subisce degradazione tessutale o batterica, cioè non viene metabolizzato (Andorsky e coll. 1990). Il PEG è assorbito dal tratto intestinale in quantità irrilevanti sia nei soggetti normali (<0,06%) che in quelli con malattie infiammatorie dell'intestino (<0,09%) Il peso molecolare del PEG può variare da 2000 ad 8000. La forma ad alto peso molecolare viene utilizzata alla concentrazione di 2-5 g/l come marker dell'assorbimento dell'acqua negli studi di perfusione intestinale nell'uomo. Concentrazioni più alte della forma ad alto peso molecolare sono usate per via orale (4 L in 2-4 ore) per pulire l'intestino prima di una colonscopia o di un intervento chirurgico (Di Palma e Brady 1989). Inoltre, a causa della loro natura inerte, (non sono assorbiti e non sono tossici), le soluzioni di PEG possono essere utili per il trattamento della costipazione cronica (Andorsky e coll. 1990). Un trattamento a breve termine con soluzioni di PEG causa effetti indesiderati di lieve entità mentre un trattamento a lungo termine altera la motilità normale o la funzione del colon ("colon catartico").

8. L'abuso dei lassativi

Di ciascun lassativo sono già stati descritti in precedenza sia gli effetti collaterali che fenomeni tossici specifici. Non resta che occuparci ora, anche se brevemente, di disturbi causati dall'impiego prolungato di questi farmaci. Prima però va detto che i lassativi non presentano una tossicità maggiore di altri farmaci correntemente usati, se impiegati quando veramente necessari o quando sono fallite le misure sanitarie fondamentali (dieta, consumo di liquidi, attività fisica, ecc.). La tossicità dei lassativi dipende, nella maggior parte dei casi da un loro cattivo uso (dosi eccessive, anche se per brevi periodi) o abuso (assunzione prolungata e continua).

I medici generici dovrebbero sospettare una condizione di abuso di lassativi nei pazienti che lamentano sintomi quali debolezza, dolori, diarrea o disturbi dell'umore. Esistono in letteratura numerose descrizioni sul comportamento di pazienti che mentono al proprio medico, infermiere, farmacista e familiari per suscitare comprensione per il disturbo o la malattia di cui pensano di soffrire. Molte di queste persone presentano problemi non ben identificati clinicamente, e non ammettono di assumere lassativi. Circa il 90% di persone che fa un dichiarato abuso di lassativi è costituito da donne (Thompson 1979). Pazienti che assumono un qualsiasi lassativo, alle dosi raccomandate, possono incorrere in effetti spiacevoli quali ad esempio flatulenza, crampi e dolore addominale (Shelton 1980; Van Gorkom e coll. 1999). Tuttavia, dato che la costipazione è spesso associata a disturbi addominali, il coinvolgimento dei lassativi non è sempre evidente.

Un uso eccessivo o prolungato di lassativi (sia se prescritti dal medico che come prodotti da banco, come tisane o come prodotti "naturali" consigliati per ridurre negli obesi il peso) può causare alterazioni elettrolitiche ed erosione della mucosa intestinale (Riemann e coll. 1978, 1980) con alterazioni delle cellule epiteliali (rarefazione e modificazione dei microvilli, alterazione dei mitocondri, aumento del numero dei lisosomi, ampliamento dello spazio intracellulare), diminuzione della secrezione di muco, infiltrazione di polimorfonucleati e riduzione degli organuli citoplasmatici (Sarner 1976; Wanitschke 1987; Yang e coll. 1993). In particolare poi, l'uso irrazionale di antrachinoni è spesso legato a cambiamenti neuromuscolari che riducono la capacità del colon di trasportare il materiale fecale; al contrario, l'olio di ricino e il DSS provocano prevalentemente danni a livello epiteliale (Moriarty e Dawson 1984; Moriarty e Silk 1988; Muller-Lissner 1993). Il bisacodile ed i clisteri a base di fosfato inducono erosioni superficiali, danno ai villi, scomparsa delle cellule del calice (Meisel e coll. 1977). Studi radiologici evidenziano un assottigliamento delle pareti intestinali con scomparsa dell'austrazione e dilatazione del tratto intestinale (Tabella 8.1). La motilità intestinale diminuisce e si verificano spasmi prolungati (*pseudostricture*), atrofia della muscolatura liscia con diminuzione dello spessore delle pareti e danno dei plessi mienterici. Questi cambiamenti si verificano generalmente nell'ileo e nel colon e rappresentano la fisiopatologia del colon catartico nei casi più seri (10% dei casi) (Tytgat e Mathus-Vliegen 1983). I cambiamenti morfologici dell'ano e del retto legati all'uso a lungo termine di lassativi includono criptite, fessure e striature anali, trombosi perianale ed emorroidi. Negli ultimi 20 anni non è stato riportato nessun caso di reale colon catartico. Questo può essere dovuto all'assenza sul mercato di preparazioni lassative contenenti purganti resinosi come per es. la podofillina, un bloccante del ciclo cellulare in metafase che induce neuropatia sensoria e motoria (Brunton 1990) e coma (Dobb e Edis 1984).

Comunque se il più comune sintomo dell'abuso di lassativi è la diarrea, tutti i problemi associati all'uso sconsiderato di questi farmaci sono dovuti allo squilibrio elettrolitico (Fig. 8.1). L'aumentata perdita intestinale di K^+ può causare ipokalemia, mentre la perdita di sodio può risultare in un iperaldosteronismo secondario. Questo può aumentare l'escrezione renale del potassio portando ad una successiva riduzione della motilità del colon.

Tabella 8.1. Colon catartico: caratteristiche morfologiche (anormalità descritte per la prima volta nel 1943 da Heiburn)

Perdita dell'austrazione
Dilatazione del lume intestinale
Pseudorestringimenti e spasmi a forma di clessidra
Atrofia della mucosa
Ulcerazioni superficiali
Infiltrazioni submucosali (monociti, eosinofili)
Fibrosi della mucosa e della submucosa
Aumento del grasso sottomucoso
Apertura della valvola ileocecale

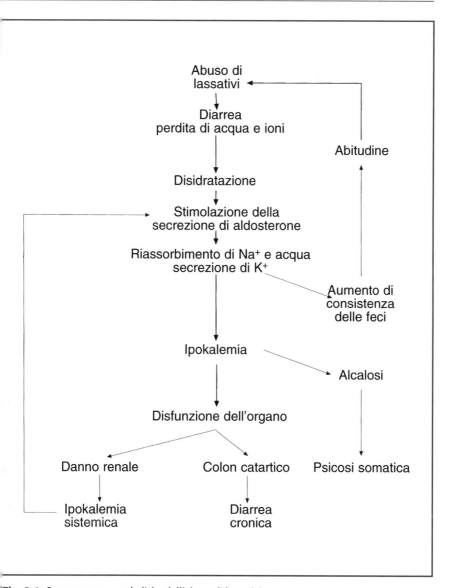

Fig. 8.1. Conseguenze metaboliche dell'abuso di lassativi

Questa condizione comporta stanchezza, debolezza muscolare, disturbi mentali, steatorrea, anomalie elettrocardiografiche e disfunzioni renali (Schwartz e Relman 1953; Rawson 1966; Lemaitre e coll. 1969; Dolman e Edmonds 1975; Fleming e coll. 1975; Lesna e coll. 1977; Osten e coll. 1980; Levine e coll. 1981).

8.1 Melanosis coli*

I lassativi antrachinonici (ma anche i derivati del difenilmetano) producono *melanosis coli*, un accumulo di pigmenti lipofuscino-simili che danno alla mucosa un colore marrone scuro simile al mogano. Ciò sembra essere dovuto al sequestro del lassativo da parte dei macrofagi della mucosa del colon (Badiali e coll. 1985), come illustrato nella Figura 8.2. Macroscopicamente, questa condizione è limitata alla mucosa del colon, ma microscopicamente può essere anche individuata nel tratto terminale dell'ileo. Il grado di colorazione è molto pronunciato nel cieco e di solito diminuisce di intensità in direzione aborale, ma può aumentare di nuovo nel retto (Koskela e coll. 1989; Gobel 1978; Morgenstern e coll. 1983). Questa iperpigmentazione, che può manifestarsi anche in assenza di un abuso di lassativi o per cause diverse (Byers e coll. 1997), fu individuata per la prima volta nel 1830; descritta nel 1933 da Bockus e coll. è stata riesaminata di recente, ma non è stato ancora possibile stabilire una relazione tra durata del trattamento e dose del lassativo e grado di pseudomelanosi. Studi ultrastrutturali hanno comunque mostrato un coinvolgimento della membrana cellulare laterale con ampliamento dello spazio intracellulare ed inclusioni granulari all'interno dei colonociti (Balasz 1986; Ghadially e Parry 1966).

In oltre il 95% di 1.000 individui che facevano abuso di lassativi (molti dei quali utilizzavano senna, cascara o aloe), è stata evidenziata la presenza, mediante sigmoendoscopia, di *melanosis coli* (Cummings 1974; Steer e Colin-Jones 1975; Wittoesch e coll. 1958; Spiessens 1991). In questi pazienti la melanosi non provocava effetti avversi sulla funzionalità del colon ed in genere è una condizione reversibile con la sospensione dei lassativi. In uno studio caso-controllo è stato dimostrato che l'assunzione di lassativi contenenti senna può causare *melanosis coli* in tutti i pazienti durante 4-13 mesi di trattamento; tuttavia, dopo un periodo di 4-11 mesi dalla sospensione del trattamento, tale condizione regredisce (Speare 1951).

Per individuare un abuso di lassativi le feci possono essere analizzate chimicamente per determinare la presenza di antrachinoni (de Wolf e coll. 1983).

---

*Originariamente si pensò che fosse la melanina la sostanza responsabile del colore marrone della mucosa, da cui il nome melanosis. Successivamente il termine melanosis fu cambiato in pseudomelanosi poiché si realizzò che il pigmento non era la melanina bensì la lipofuscina.

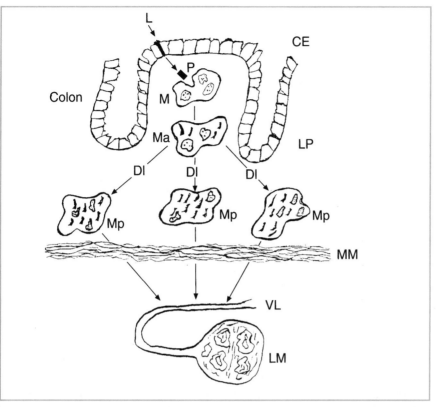

Fig. 8.2. Formazione di melanosis coli a livello della mucosa del colon e del retto. L = lassativo; P = frammenti cellulari; M = macrofago; Ma = macrofago con corpi apoptotici; Mp = macrofago ricco di pigmento; DI = digestione lisosomiale; VL = vaso linfatico; LM = linfonodo mesenterico; CE = cellula epiteliale; LP = lamina propria; MM = *muscularis mucosae*. L'eziologia della melanosis coli non è ancora chiara. I lassativi potrebbero interagire con le cellule epiteliali del colon ed indurre migrazione dei frammenti di queste negli spazi tra le cripte. Questi frammenti cellulari verrebbero successivamente fagocitati dai macrofagi (processo questo chiamato apoptosi) e convertiti in un pigmento lipofuscino-simile da parte di enzimi presenti nei lisosomi dei macrofagi. I macrofagi successivamente si accumulerebbero nella lamina propria e nella muscularis mucosae, meno nella sottomucosa e poco nei linfonodi regionali. Di conseguenza, il tessuto epiteliale assume una colorazione marrone. Questa pigmentazione è reversibile quando si sospende l'uso di lassativi in quanto i macrofagi pigmentati migrano verso i linfonodi

Melanosis coli è considerato un indicatore macroscopico e microscopico di un utilizzo a lungo termine di lassativi contenenti antranoidi. Recentemente, a causa del diffuso utilizzo di questi lassativi, è stato ipotizzata l'esistenza di una relazione tra l'uso di lassativi, *melanosis coli* e sviluppo di cancro colon rettale o adenoma nell'uomo (Xing e Soffer 2001), anche se uno studio prospettico anch'esso recente non evidenzia una tale relazione (Nusko e coll. 2000).

8.2 Lassativi e cancro colon-rettale

A partire dal 1976 i derivati antrachinonici sono stati oggetto di numerosi studi per verificare la loro genotossicità, mutagenicità e carcinogenicità (Brown e Brown 1976; Tikkanen e coll. 1983; Nakamura e coll 1984; Kune e coll. 1988; Westendorf e coll. 1990; Kune 1993; Merito e coll. 1996; Muller e coll. 1996; Brusick e Mengs 1997). I risultati di alcuni studi hanno mostrato che la reina, il principale metabolita dei sennosidi, è priva di attività mutagena su alcuni ceppi di salmonella nel test di Ames, non produce aberrazioni cromosomiche su cellule CHO, non è mutagena su linfociti di topo L5178Y ed è incapace di indurre micronuclei su midollo di topo dopo trattamento *in vivo*. Al contrario, l'aloe-emodina, presente solo in tracce nella senna ed imputata di genotossicità, risulta mutagena nel test di Ames ed induce aberrazioni cromosomiche su cellule CHO (*chinese hamster ovarian cells*), alterazione della sintesi del DNA (UDS), ed epatociti di ratto e micronuclei su linfociti di topo.

Questi risultati ottenuti *in vitro*, non sono però stati confermati *in vivo*. Infatti una somministrazione orale di aloe-emodina non provoca un incremento del numero di micronuclei nel topo né del numero di aberrazioni cromosomiche nel ratto. Inoltre, studi di farmacocinetica nell'uomo hanno dimostrato che, dopo somministrazioni ripetute di senna, i livelli plasmatici di aloe-emodina erano ben al di sotto dei limiti di sensibilità (5 µg/ml) del metodo di analisi (fluorimetrico in HPLC) utilizzato, e comunque 20.000 volte inferiori a quelli che avevano determinato effetti genotossici *in vitro*.

I sennosidi, principali componenti della senna, non hanno evidenziato *in vitro* attività mutagena nel test di Ames e su cellule L5178Y, nè la capacità di indurre aberrazioni cromosomiche su cellule CHO. Studi *in vivo* non hanno poi rivelato la comparsa di micronuclei su midollo di topo. I sennosidi possono, secondo alcuni Autori, ma non secondo altri, incrementare l'attività proliferativa delle cellule della mucosa del colon di ratto e dell'uomo, senza peraltro incrementare la comparsa di foci di cripte aberranti (FCA), considerate alterazioni preneoplastiche, nè di tumori, in un modello di cancerogenesi sperimentale del colon (Fireman e coll. 1989; Geboes e coll. 1993; Toyoda e coll. 1994; Kleibeuker e coll. 1995). Studi di mutagenicità sono stati condotti anche su un estratto concentrato di senna (Senokot®). I dati riportati indicano che l'estratto di senna inibisce la mutagenicità dell'aflatossina B, e di altre sostanze tossiche, suggerendo la presenza di uno o più principi antimutageni nel prodotto vegetale (al-Dakan e coll. 1995). È stato anche ipotizzato che l'effetto antimutageno del Senokot® possa essere legato all'attivazione metabolica di procarcinogeni.

Gli effetti citotossici dei sennosidi e di altri lassativi (bisacodile, picosolfato) sono stati studiati anche sulle cellule epiteliali del colon di ratto. Nei ratti trattati con lassativi antrachinonici non sono stati trovati cambiamenti consistenti di mucina acida e di citokeratina E_1. Tuttavia non esiste alcuna prova che questi cambiamenti portino alla formazione di tumori nei roditori e quindi nell'uomo.

Studi di cancerogenesi hanno riguardato anche estratti secchi di senna. In particolare studi condotti nel nostro laboratorio hanno evidenziato che la senna somministrata *per os* a dosi molto simili a quelle utilizzate nell'uomo, non era in grado di indurre alterazioni preneoplastiche o tumorali neppure quando veniva somministrata a ratti trattati con azossimetano, un iniziatore specifico della cancerogenesi nel colon (Mascolo e coll. 1999). Utilizzando lo stesso modello sperimentale abbiamo successivamente rimarcato, in uno studio di cancerogenesi a lungo termine (2 anni), che la senna da sola non era in grado di indurre alterazioni preneoplastiche o tumori (confermando i dati di Lyden-Sokolowski e coll. 1993), anzi inibiva in maniera significativa il numero di tumori indotti da azossimetano (Borrelli e coll. 2005). È stato invece dimostrato che elevate dosi di dantrone (un antrachinone sintetico non glicosidico che al contrario dei sennosidi passa nel torrente sanguigno in quantità notevoli) e di 1-idrossiantrachinone (un metabolita non lassativo dall'alizarina, uno dei principali costituenti di *Rubia tinctoria*) causano iperplasia adenomatosa del cieco e del colon ed inducono carcinoma epatico nel topo e nel ratto (Mori e coll. 1985, 1986, 1990; Toyoda e coll. 1994). È stata inoltre suggerita una connessione tra l'esposizione al dantrone (5 anni) e cancro (leiomiosarcoma) dell'intestino tenue in una ragazza di 18 anni (Patel e coll. 1989). Comunque, sia il dantrone che *R. tinctoria* sono stati da anni proscritti come lassativi ed i loro prodotti ritirati dal commercio.

In campo epidemiologico la maggior parte degli studi non ha mostrato alcuna correlazione tra assunzione di senna e cancro colon rettale. Anzi il buon senso vuole che l'effetto lassativo della senna, riducendo il tempo di contatto del materiale fecale contenente potenziali carcinogeni con la mucosa intestinale, dovrebbe diminuire il rischio di cancerogenesi.

Piuttosto, studi retrospettivi hanno evidenziato una correlazione tra stipsi e cancro colon-rettale e tra stipsi, lassativi e cancro intestinale (Sonnenberg e Muller 1993); così pure è stata ribadita una stretta correlazione tra numerosi componenti della dieta (alcol, grassi animali, ridotto apporto di fibre) e rischio di cancro colon-rettale (Burkitt e coll. 1972).

L'argomento resta comunque controverso. Diversi studi hanno infatti evidenziato un incremento di adenomi in pazienti affetti da pseudomelanosi del colon ed un analogo incremento di incidenza di cancro colon-rettale è stato dimostrato in uno studio prospettico (Siegers 1992; Siegers e coll. 1993; Nusko e coll. 1993; Konstantakos e coll. 1996). Questi dati non sono stati però confermati in studi più recenti, condotti su una analoga popolazione affetta da pseudomelanosi (Jacobs e White 1998; Nusko e coll. 2000; Roberts e coll. 2003). Queste differenze potrebbero essere causate da fattori quali la costipazione cronica e la presenza o meno di fibre nella dieta, che incidono significativamente sulla comparsa di formazioni neoplastiche a carico dell'intestino.

Da un punto di vista squisitamente speculativo si è cercata una spiegazione logica circa la presunta azione cancerogena della senna, e più in generale, degli antrachinoni.

Diversi Autori hanno ipotizzato che alcuni gruppi chimici presenti nella molecola dell'aloe-amodina possano interagire con il DNA (Swanbeck e Zetterberg 1971; Kawai e coll. 1986); tuttavia, anche se alcune molecole antrachinoniche sono in grado di lagarsi covalentemente al DNA, ciò non è mai stato dimostrato. È stato anche ipotizzato il possibile coinvolgimento dei geni che controllano l'apoptosi e che la pseudomelanosi del colon sia il risultato dell'incrementata apoptosi indotta dagli antrachinoni. Se da una parte tale meccanismo può essere espressione di un danno cellulare, dall'altra è considerato un importante meccanismo di difesa cellulare che impedisce alla cellula l'eventuale trasformazione neoplastica. Pertanto è possibile che tale meccanismo possa alla fine proteggere il colon dall'insulto di cancerogeni presenti nel lume del colon. L'esame dei dati della letteratura ci porta pertanto a concludere che:

(i)   i danni genotossici (DNA lesivi e mutageni), peraltro limitati ad alcuni ceppi di batteri e ad alcuni tipi di cellule, sono contraddittori e comunque legati a dosi di lassativo molto alte o citotossiche. I risultati di genotossicità *in vivo* sono per lo più negativi;

(ii)   *in vivo* e *in vitro* è stato evidenziato un incremento dell'attività proliferativa dal significato poco chiaro tant'è che studi condotti sugli animali a dosi simili a quelle utilizzate nell'uomo non confermano questa eventualità.

(iii) i dati epidemiologici sono contraddittori e comunque non sembra che esista una sicura correlazione tra uso di senna e cancro colon rettale;

(iv)   i meccanismi ipotizzati sono speculativi e necessitano di evidenza scientifica nei confronti dei singoli antrachinoni;

(v)   i dati di farmacocinetica indicano che l'assorbimento delle molecole biologicamente attive è estremamente limitato.

Pertanto la senna e gli altri antrachinoni, utilizzati in modo razionale, sono senz'altro sicuri e da preferire ad altri lassativi. Queste droghe, come qualsiasi altro lassativo, diventano farmaci estremamente pericolosi se vengono utilizzati quotidianamente, per anni e per scopi diversi dalla stipsi (per es. come dimagranti).

8.3 Danno neuronale

Alcuni studi che risalgono a qualche decennio fa hanno evidenziato che l'uso protratto di lassativi antrachinonici e difenilmetanici può causare un possibile danno a carico dei neuroni mienterici che controllano la motilità propulsiva del colon (Smith 1968, 1973). Una alterazione di queste strutture nervose, peraltro possibile in soggetti costipati (Krishnamurthy e coll. 1985), potrebbe provocare gravi stati occlusivi al punto da richiedere l'uso continuo di lassativi per mantenere normale la funzione intestinale. A parte la degenerazione della fibra neuronale, è stato anche descritto un aumento del diametro degli assoni ed una riduzione dei neurofilamenti in pazienti costipati che assumono lassativi per periodi di tempo prolungati. Questi danni a carico del sistema nervoso autonomo non sono stati, comunque, mai chiaramente documentati. Studi sperimentali dimostrano che il trattamento cronico con sennosidi non ha alcun effetto sull'attività contrattile spontanea del colon di ratto *ex vivo* (Odenthal e Ziegler 1988). Questo risultato, unitamente alla evidenza che i sennosidi non causano né danno ai plessi mienterici del colon, né cambiamenti immunochimici sono più contro che a favore della ipotesi di danno del sistema nervoso autonomo da parte dei lassativi oggi in uso (Dufour e Gendre 1984; Kierman e Heinicke 1989; Rudolph e Mengs 1998). D'altra parte è difficile capire se la sintomatologia osservata nell'uomo è conseguenza dell'assunzione di lassativi o se essa rappresenta cambiamenti preesistenti ad eziologia sconosciuta che portano ad un danno funzionale.

8.4 Abitudine

Somministrando più volte (per giorni o per settimane) la stessa dose di un farmaco si ha in genere l'effetto tipico di quella dose di farmaco; altre volte l'effetto aumenta (accumulo) rispetto a quello iniziale o si riduce o addirittura scompare (abitudine). L'abitudine può insorgere dopo brevissimo tempo (tachifilassi) o dopo un tempo piuttosto prolungato (bradifilassi), ma basta aumentare la dose del farmaco o interrompere il trattamento per poi riprenderlo per riottenere l'effetto relativo alla dose somministrata. Molti ritengono che un abuso (o anche l'uso terapeutico a lungo termine) di lassativi, solitamente comporta abitudine, ossia riduzione o, ancora di più, scomparsa della risposta ai lassativi. Tuttavia, questa convinzione generale non è stata scientificamente dimostrata nei pazienti (Leng-Peschlow 1992), anzi in almeno uno studio clinico si dimostra che non si perde l'effetto lassativo anche dopo un uso prolungato (Muller-Lissner 1993). Esistono pazienti occasionali, con costipazione dovuta a rallentamento del transito, che necessitano di un incremento della dose lassativa per mantenere l'effetto desiderato. In questi casi il ricorso abituale al lassativo può essere dovuto al danno provocato agli organi coinvolti nell'azione lassativa (Leng-Peschlow e Mengs 1995) o all'aumento dei livelli di aldosterone nel sangue. Un aumento dell'aldosterone, infatti, comporta un aumento dell'assorbimento di sodio e di acqua nel colon, con la conseguenza che l'azione secretagoga dei lassativi può essere particolarmente ridotta se non abolita (Fleischer e coll. 1969; Beubler 1985; Wanitschke 1987; Spiessens e coll. 1991).

Studi sperimentali condotti su ratti suggeriscono però che il trattamento con sennosidi a lungo termine e a dosi che provocano diarrea, non induce abitudine e non causa un aumento dei livelli di aldosterone (Leng-Peschlow e coll. 1993).

Secondo noi l'abitudine ai lassativi si stabilisce per la pretesa di mantenere la regolarità dell' "alvo" che la maggior parte dei pazienti identifica con almeno una defecazione nelle 24 ore. Il lassativo promuove uno svuotamento del colon che conseguentemente verrà riempito in un tempo anche superiore alle 24 - 36 ore prima di consentire una nuova evacuazione non stimolata. Il paziente sarà allora indotto ad assumere quotidianamente una dose di lassativo anche superiore a quella necessaria con comparsa di irritazione del colon, ipotonia della muscolatura liscia intestinale e in alcuni casi, ipopotassemia. Si stabilisce cosi una dipendenza psichica al farmaco che il medico difficilmente riuscirà a correggere. Questa dipendenza, che con il tempo causerà inevitabilmente danni irreversibili, può essere prevenuta, ma non curata, riducendo le somministrazioni giornaliere ad una, massimo due, a settimana ed educando il paziente ad attendere con "necessaria pazienza" che la massa fecale raggiunga l'ampolla rettale e provochi, per via riflessa, il tanto sospirato svuotamento dell'alvo. È chiaro dunque che tutto questo non può essere confuso con il fenomeno dell'abitudine. Diversi studi, per esempio, mostrano che la senna, usata razionalmente, ripristina la normale funzione dell'intestino senza provocare una riduzione dell'effetto atteso.

9. Metodologie di studio dei lassativi

Lo studio dei lassativi avviene, in genere, mediante metodi sperimentali che prevedono l'utilizzo di animali da laboratorio. Gli esperimenti possono prevedere l'uso dell'intero animale (esperimenti *in vivo*) ovvero possono essere condotti su sistemi isolati adeguatamente preparati (esperimenti *ex vivo*); questi ultimi risultano utili per chiarire alcuni aspetti dell'azione dei lassativi. Gli animali utilizzati sono generalmente ratti, topi, cavie e conigli.

Il test *in vivo* più semplice consiste nell'osservare la percentuale di animali stabulati in gabbie individuali che espellono feci liquide o semiliquide, alcune ore dopo il trattamento con il lassativo da esaminare. Si esegue, poi, una valutazione statistica degli episodi diarroici del gruppo dei trattati rispetto al gruppo di controllo (gli animali che ricevono il solo veicolo) riportando graficamente il risultato (Fig. 9.1). Siccome la valutazione della consistenza delle feci (ad es. la distinzione tra feci molli, semi solide e solide) è soggettiva, è preferibile che l'operatore che effettua l'ispezione delle feci sia diverso da quello che esegue la somministrazione dei lassativi in esame.

Un altro classico esperimento consiste nella valutazione del tempo di transito intestinale mediante misurazione del percorso effettuato da una sospensione di carbone vegetale (marker facilmente visibile) somministrato per via orale, lungo l'intestino nel topo o nel ratto. Gli animali sono tenuti a digiuno per 24 ore prima dell'inizio dell'esperimento; successivamente vengono trattati con il farmaco in esame e, dopo mezz'ora, viene loro somministrato il carbone per via orale (0,2 ml della sospensione acquosa in gomma arabica al 5%). Dopo 20 minuti dalla somministrazione del carbone, gli animali vengono sacrificati mediante inalazione di enflurano e si preleva lo stomaco e l'intestino. A questo punto, si misura la distanza media del percorso del carbone (a partire dal piloro) e si esegue la comparazione con i valori ottenuti nel gruppo di controllo. I risultati sono espressi come percentuale della lunghezza totale dell'intestino. La misurazione del transito intestinale può essere effettuata utilizzando markers radioattivi come il ^{51}Cr. L'aumento del transito negli animali trattati, rispetto a quelli di controllo, è indice dell'effetto lassativo. Il test del transito intestinale è adatto

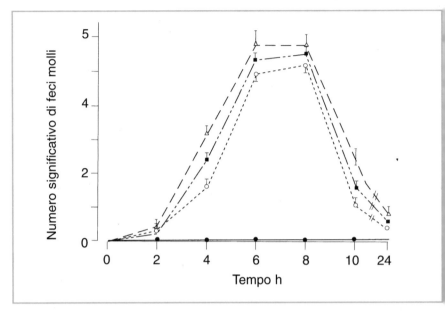

Fig. 9.1. *Time course* dell'escrezione di feci molli dopo trattamento orale con senna alle dosi di: O 30; ■ 60; Δ 90 mg/kg. Ogni punto è la media ± e.s. di 10-12 ratti (Da Mascolo e coll. 1998)

per lo studio dei lassativi che agiscono sulla peristalsi intestinale. Tuttavia, questo test non è sempre valido in quanto alcuni indicatori (markers) hanno il proprio tempo di transito che dipende, tra l'altro, anche dal cibo ingerito. Per stabilire il sito dell'azione dei lassativi risulta molto utile il ricorso a sostanze radio-opache (solfato di bario e carbonato di bismuto) in quanto permette l'esame radiologico del transito della massa fecale.

Ci sono, inoltre, tecniche che permettono di registrare il movimento intestinale; altre, invece, permettono la valutazione delle variazioni dell'assorbimento e della secrezione nel colon o nell'intestino tenue. Un test di questo tipo, molto semplice, è quello dell'*enteropooling* che consiste nel misurare il volume del liquido intraluminale nell'intestino isolato dopo trattamento dell'animale con i lassativi in esame. In questo tipo di test, così come con altre metodiche, la scelta dell'anestetico è molto importante in quanto esso non deve influenzare la peristalsi e la secrezione intestinale.

Altri saggi utili per lo studio dei lassativi prevedono *a)* l'uso della camera di *Ussing, b)* l'epitelio intestinale isolato e *c)* la perfusione di segmenti di intestino. La camera di *Ussing* è molto utile per lo studio del trasporto di elettroliti attraverso diversi tipi di membrane. Alcuni ricercatori hanno modificato l'apparato originale proposto da Ussing e Zehran (1951), principalmente modificando il volume della camere o la superficie delle membrane esposte al mezzo. Il flusso di ioni sia attraverso l'ileo isolato di coniglio (Schultz e Zalusky, 1964) che attraverso l'intestino umano (Corbett e coll. 1977) è stato studiato con questa metodica. La camera di Ussing modificata è stata anche utilizzata per studiare il metabolismo dei lassativi nell'intestino di animali (Sund e Lauterbach, 1986,1987). La semplicità di utilizzo e di applicazione della camera di *Ussing* ha fatto sì che i modelli sperimentali *in vitro* costituiscano una buona risorsa per lo studio del trasporto intestinale. Tuttavia, come con tutti i metodi *in vitro*, esistono alcune limitazioni nell'uso della camera di *Ussing* che consistono principalmente nella mancanza di un supporto mesenterico intatto.

La metodica dell'epitelio intestinale isolato sia dell'intestino tenue che del colon è stata ampiamente utilizzata per la valutazione della tossicità dei lassativi e di altri farmaci (Dawson e Schwenk, 1989). Anche se i tessuti isolati hanno il vantaggio di una facile preparazione, gli studi tossicologici condotti con questa metodica sono risultati scarsi.

La metodica dei segmenti intestinali isolati e perfusi è un utile mezzo per lo studio dell'assorbimento intestinale, per la valutazione del metabolismo (Parson 1968) e della produzione di sostanze endogene (Autore e coll. 1990a). La tecnica implica l'incanulazione del colon di ratto *in situ*. Il tubo, in polietilene soffice (circa 3 mm di diametro e 6 cm di lunghezza), viene inserito nel colon attraverso una piccola incisione effettuata a circa 2 cm dal cieco e successivamente viene suturato l'addome. Gli animali sono tenuti al caldo (circa 23°C) mediante una lampada. Il colon viene lavato con una soluzione elettrolitica (soluzione di Tyrode) finchè l'effluente non risulta limpido. Un secondo tubo di polietilene viene inserito per circa 3 cm nel retto ed il colon viene così perfuso per 30 minuti prima di raccogliere aliquote (0,5-2 ml) di liquido di perfusione per le opportune analisi.

Tonini e Costa (1990) hanno sviluppato un nuovo bagno per organi isolati capace di separare, mediante un compartimento intermedio, il sito di distensione dell'intestino da quello di registrazione del riflesso contrattile della muscolatura circolare (Fig. 9.2). Con questo approccio sperimentale è semplice verificare il sito d'azione di antagonisti recettoriali colinergici sul *pathway* eccitatorio riflesso enterico (EER) e stabilire così il ruolo della trasmissione colinergica e non colinergica nel *pathway* riflesso dell'EEF intestinale.

Gli studi sperimentali sono importanti per definire i meccanismi d'azione dei lassativi; le tecniche classiche, così come le tecniche molecolari, se applicate per la ricerca sui lassativi, possono ampliare le nostre conoscenze

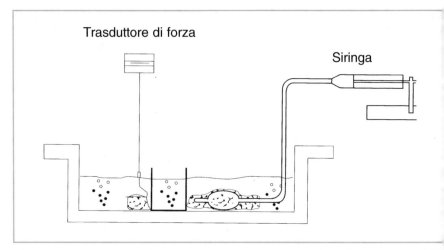

Trasduttore di forza

Siringa

Fig. 9.2. Rappresentazione schematica di un preparato sperimentale per la registrazione della contrazione riflessa della muscolatura circolare

su questi farmaci ampiamente utilizzati. Il lettore, inoltre, può far riferimento ad altre pubblicazioni (Gaginella 1995b) per informazioni più dettagliate sulle metodiche utilizzate per lo studio della motilità e della secrezione gastrointestinale.

10. Conclusioni

.l desiderio di un alvo regolare resta una delle principali ragioni dell'uso dei assativi. Abitudini, quali il consumo di cibo con un basso contenuto di ibre, unito alla mancanza di esercizio fisico, possono contribuire all'uso dei assativi. I lassativi sono frequentemente utilizzati dai pazienti cardiopatici scompensati, per i quali qualsiasi tipo di sforzo può risultare nocivo; dai pazienti sottoposti ad interventi chirurgici all'addome, per evitare una esagerata azione dei muscoli del torchio addominale; dai pazienti con problemi di emorroidi e dai pazienti anziani obbligati a letto per periodi di tempo prolungati; dai pazienti ospedalizzati, per i quali il cambiamento di ambiente e dieta e la ridotta attività fisica provocano una rarefazione della defecazione. In tutti questi casi i lassativi rappresentano i farmaci maggiormente prescritti per terapie a breve e a lungo termine in quanto ammorbidiscono e feci e minimizzano lo sforzo legato all'evacuazione. L'uso dei lassativi è noltre valido in caso di costipazione acuta, in alcuni casi di costipazione cronica (per abituare il paziente a regolarizzare l'intestino) e nel caso di costipazione causata da atonia della muscolatura intestinale. In quest'ultima evenienza, ma anche nei casi di costipazione acuta, la preferenza è data ai lassativi antrachinonici (cascara e senna) in quanto sono ben tollerati ed hanno un'azione blanda; inoltre non incrementano il rischio di cancro coloettale. Nei casi di costipazione cronica diversi studi clinici sono a favore dell'uso del PEG e del tegaserod, meno dello psillio e del lattulosio ed ancora meno dei sali di magnesio, senna, bisacodile ed ammorbidenti per le feci (Ramkumar e Rao 2005). Inoltre ci sono studi che mostrano la efficacia della fibra, in particolare del glucomannano ottenuto dai tuberi di una pianta giapponese (konjac), nel trattamento della costipazione funzionale nei giovani (età 15-16 anni) (Loening-Baucke e coll. 2004; Gonzales-Canga e coll. 2004).

Tuttavia, sono poco utili nel trattamento della costipazione dovuta a cause organiche ovvero secondaria all'uso di farmaci. L'uso dei lassativi non è limitato solo al trattamento della costipazione. Essi, infatti, sono usati in caso di intossicazione da farmaci e cibo e dopo la somministrazione di

antielmintici, dove è preferibile scegliere i purganti salini. Infine, gli antrachinoni, i lassativi salini o le soluzioni di PEG sono utilizzati prima di esami
radiologici, ma sono raccomandati anche prima e dopo interventi chirurgici a carico dell'intestino.

Se appropriatamente usati, i lassativi sono farmaci estremamente utili.
Un loro uso eccessivo può causare perdita d'acqua, elettroliti e vitamina K.
Un abuso di lassativi può causare paralisi dell'ileo, lesioni renali e diminui-
to assorbimento intestinale. Inoltre, quando viene somministrata una dose
singola troppo elevata, possono insorgere disturbi quali dolore addominale, flatulenza, gonfiore e diarrea. Tutti i lassativi sono controindicati nei
pazienti con disturbi gastrointestinali (crampi, coliche, nausea, vomito), con
appendicite e con qualsiasi dolore addominale non diagnosticato.

L'uso sistematico dei lassativi è deplorevole e deve far sollevare seri
dubbi sulla preparazione (capacità) professionale di chi prescrive questi
farmaci.

Bibliografia essenziale

al-Dakan AA, al-Tuffail M, Hannan MA (1995) Cassia senna inhibits mutagenic activities of benzo [α]-pyrene, aflatoxin B1, shamma and methyl methansulfonate. Pharmacol Toxicol 77:288-292

Ambrose NS, Johnson M, Burdon DW, Keighley MR (1983) A physiological appraisal of polyethylene glycol and a balanced electrolyte solution as bowel preparation. Br J Surg 70:428-430

Anderson AS (1986) Dietary factors in the etiology and treatment of constipation during pregnancy. Br J Obstet Gynaecol 93:245-249

Andorsky RI, Major MD, Goldner F (1990) Colonic lavage solution (polyethylene glycol electrolyte lavage solution) as a treatment for chronic constipation: a double-blind, placebocontrolled study. Am J Gastroenterol 85:261-265

Arce DA, Ermocilla CA, Costa H (2002) Evaluation of constipation. Am Fam Physician 65:2283-2290

Arvill A, Bodin L (1995) Effect of short-term ingestion of konjac glucomannan on serum cholesterol in healthy men. Am J Clin Nutr 61:585-589

Atta-Politou J, Kolioliou M, Havariotou M e coll (1998) An in vitro evaluation of fluoxetine adsorption by activated charcoal and desorption upon addition of polyethylene glycol-electrolyte lavage solution. J Toxicol Clin Toxicol 36:117-124

Autore G, Caliendo G, Pepe A, Capasso F (1990a) Perfusion of rat colon with sennosides, rhein and rheinanthrone. Dose related histamine release. Eur J Pharmacol 191:97-99

Autore G, Calignano A, Mascolo N, Capasso F (1990b) Role of kinins in the laxation induced by castor oil. Pharmacol Life Sci Adv 9:51-54

Autore G, Capasso F, Mascolo N (1984) Phenolphthalein stimulates the formation of histamine, 5-hydroxytryptamine and prostaglandin-like material by rat jejunum, ileum and colon. Br J Pharmacol 81:347-349

Badiali D, Marcheggiano A, Pallone S e coll (1985) Melanosis of the rectum in patients with chronic constipation. Dis Colon Rectum 28:241-245

Baker EH, Sandle GI (1996) Complications of laxative abuse. Annu Rev Med 47:127-134

Balaa MA, Powell DW (1986) Prostaglandin synthesis by enterocyte micro somes of rabbit small intestine. Prostaglandins 31:609-624

Balasz M (1986) Melanosis coli. Ultrastructural study of 45 patients. Dis Colon Rectum 29:839-844

Baldwin WF (1963) Clinical study of senna administration to nursing mothers. Assessment of effects on infants bowel habits. Can Med Assoc J 89:566-568

Bardon T, Deragnaucourt J (1985) Effects of platelet activating factor (PAF) on the digestive mobility in the conscious rat. Dig Dis Sci 30:738-765

Bauer H (1977) Behandlung der Obstipation mit Laxantien in der gynakologischen Praxis.

Ther Gegenwart 116:2305-2312

Beck H, Beck K (1982) Schaufenster (Suppl Deutsche Apotheker Zeitung) 31:33-34 Becker GL (1952) The case against mineral oil. Am J Dig Dis 19:344-348

Bennett A (1992) Control of gastrointestinal motility. In: Capasso F, Mascolo N (eds) Natural drugs and the digestive tract. EMSI, Rome, pp 1-5

Bennett A, Eley KG (1976) Intestinal pH and propulsion: an explanation of diarrhea in lactose deficiency and laxation by lactulose. J Pharm Pharmacol 28:192-195

Bennett PN (1988) Drugs and human lactation. Elsevier, New York, NY

Bennett WG, Cerda JJ (1996) Dietary fibers: Fact and fiction. Dig Dis 14:43-58

Benveniste J (1988) PAF-acether, an other phospholipid with biological activity. In Karnovsky ML, Leaf A, Bolis LC (eds) Biological membranes. Liss, New York, pp 73-85

Berridge M (1983) Phosphatidylinositol hydrolysis: a general transducing mechanism of calcium-mobilizing receptors. In: Turnberg LA (ed) Intestinal secretion. Knapp Drewett and Sons, Great Britain, pp 28-34

Beubler E (1985) Influence of chronic bisacodyl treatment on the effect of acute bisacodyl on water and electrolyte transport in the rat colon. J Pharm Pharmacol 37:131-133

Beubler E, Juan N (1978) PGE-mediated laxative effect of diphenolic laxatives. Naunyr Schmiedeberg's Arch Pharmacol 305:241-246

Beubler E, Juan N (1979) Effect of ricinoleic acid and other laxatives on net water flux and prostaglandin E release by the rat colon. J Pharm Pharmacol 31:681-685

Beubler E, Kollar G (1985) Stimulation of PGE2 synthesis and water and electrolyte secretion by senna anthraquinones is inhibited by indomethacin. J Pharm Pharmacol 32:248-251

Biggs WS, Dery WH (2006) Evaluation and treatment of constipation in infants and chldren Am Fam Physicians 73: 469-477

Binder HJ (1977) Pharmacology of laxatives. Annu Rev Pharmacol Toxicol 17:355-367

Binder HJ (1988) Use oflaxatives in clinical medicine. Pharmacology 36(Suppl1):226-229

Binder HJ (1989) Absorption and secretion of water and electrolytes by small and large intestine. In: Sleisenger MH, Fordtran JS (eds) Gastrointestinal disease, 4th ed Saunders, Philadelphia, pp 1022-1045

Bockus HI, Willard HI, Banks J (1933) Melanosis coli. The ethiological significance of the anthracebe laxatives: a report of forty-one cases. J Am Med Ass 101:1-6

Boisson J (1990) Essai du Duphalac (lactulose) pour le sevrage de laxatifs irritants. Le Concours Médical 10:112-132

Bolton J, Field M (1977) Ca ionophore stimulated ion secretion in rabbit ileal mucosa: relations to actions of cyclic 3',5'-AMP and carbamylcholine. J Membr Biol 35:159-163

Borrelli F, Capasso R, Aviello G e coll (2005) Senna and the formation of aberrant crypt foci and tumors in rats treated with azoxymethane. Phytomedicine 12:501-505

Bouras EP, Camilleri M, Burton DD, McKinzie S (1999) Selective stimulation of colonic transit by the benzofuran 5HT4 agonist, prucalopride, in healthy humans. Gut 44:682-686

Boyd JT, Doll R (1954) Gastro-intestinal cancer and the use ofliquid paraffin. Br J Cancer 8:231-237

Bretagne J, Vidon N, L'Hirondel C, Bernier JJ (1981) Increased cell loss in the human jejunum induced by laxatives (ricinoleic acid, dioctyl sodium sulphosuccinate, magnesium sulphate, bile salts). Gut 22:264-269

Brooks SJH (1993) Neuronal nitric oxide in the gut. J Gastroenterol Hepatol 8:590-593

Brown JP, Brown RJ (1976) Mutagenesis by 9,10 anthraquinone derivatives and related compounds in Salmonella thyphimurium. Mutat Res 40:203-224

Brunton LL (1990) Agents affecting gastrointestinal water flux motility, digestants and bile acids. In: Goodman Gilman A, Rall TW, Nies AS, Taylor P (eds) The pharmacologica basis of therapeutics, 8th edn. Pergamon Press, New York, pp 914-932

Brusick D, Mengs U (1997) Assessment of the genotoxic risk from laxative senna products. Environ Mol Mutagen 29:1-9

Buckley TL, Hoult JRS (1989) Platelet activating factor is a potent colonic secretagogue with actions independent of specific PAF receptors. Eur J Pharmacol 163:273-283

Bueno L, Frexinos J, Fioramonti J (1988) Role of motility in pathogenesis of constipation and diarrhea. Pharmacology 36(Suppl 1):15-22

Burkitt DP, Walker ARP, Paintrer NS (1972) Effect of dietary fibre on stools and transit-time and its role in the causation of disease. Lancet ii:1408-1414

Byers RJ, Marsh P, Parkinson D, Haboubi NY (1997) Melanosis coli is associated with an increase in colonic epithelial apoptosis and not with laxative use. Histopathology 30:160-164

Cameron BD, Phillips MWA, Fenerty CA (1988) Milk transfer of rhein in the rhesus monkey. Pharmacology 36(Suppl 1):221-225

Camilleri M, Von der Ohe MR (1994) Drugs affecting serotonin receptors. Baillieres Clin Gastroenterol 8:301-319

Campbell CM, Detwiller AK (1930) The lazy colon. Newer methods and latest advances of science in the treatment of constipation, 7th edn. The Educational Press, New York, p 312

Campbell-Mackie M (1963) The re-educative treatment of bowel dysfunction in infant and children. S Afr Med J 37:675-678

Capasso F (1993) Lassativi e purganti. Aboca, Sansepolcro, pp 21 and 104

Capasso F, Castaldo S (2006) La fibra. Springer, Milano

Capasso F, Di Carlo R (1994) Purganti, lassativi ed antidiarroici. In: Giotti A et al (eds) Farmacologia clinica e chemioterapia, 3ª ed, Vol 1. UTET, Torino, pp 1227-1231

Capasso F, Grandolini G, Izzo AA (2006) Fitoterapia. Springer, Milano

Capasso F, Izzo AA, Mascolo N, Autore G, Di Carlo G (1993) Effect of senna is not mediated by platelet-activating factor. Pharmacology 47(Suppl 1):58-63

Capasso F, Mascolo N, Autore G, Romano V (1986) Laxatives and the production of autacoids by rat colon. J Pharm Pharmacol 38:627-629

Capasso F, Mascolo N, Izzo AA, Gaginella TS (1994) Dissociation of castor oil-induced diarrhea and intestinal mucosal injury in rat: effect of NG-nitro-L-arginine methyl ester. Br J Pharmacol 113:1127-1130

Capasso F, Tavares IA, Bennett A (1992) PAF formation by human gastrointestinal mucosa/submucosa in vitro: release by ricinoleic acid and inhibition by 5-aminosalicylic acid. J Pharm Pharmacol 44:771-772

Capasso F, Tavares IA, Tsang R, Bennett A (1985) The role of calcium on eicosanoid production induced by ricinoleic acid or the calcium ionophore A23187. Prostaglandins 30:119-124

Caren JF, Meyer JH, Grossman MI (1974) Canine intestinal secretion during and after rapid distension of the small bowel. Am J Physiol 227:183-188

Case RM, Hardcastle J, Hardcastle PT (1983) Calcium and secretory process. In: Turnberg LA (ed) Intestinal Secretion. Knapp Drewett and Sons, Great Britain, pp 24-28

Christensen J (1987) Motility of the colon. In: Johnson LR (ed) Physiology of the gastrointestinal tract, 2nd edn. Raven Press, New York, pp 665-693

Cline WS, Lorenzsonn V, Benz L e coll (1979) The effects of sodium ricinoleate on small intestinal function and structure. J Clin Invest 58:380-390

Code CF, Bass P, McClary GB Jr e coll (1960) Absorption of water, sodium and potassium in small intestine of dogs. Am J Physiol 199:281-288

Colombo P (1994) Trattamento della stipsi cronica in soggetti anziani. Arch Med Interna

46:1-17

Corbett CL, Issacs PET, Riley AK, Turnberg LA (1977) Human intestinal transport in vitro Gut 18:136-140

Cummings JH (1974) Progress report: Laxative abuse. Gut 15:758-766

Cummings JW (1978) Dietary fibre and colonic function. J R Soc Med 71:81-86

D'Argenio G, Cosenza V, Delle Cave M e coll (1996) Butyrate enemas in experimental coli tis and protection against large bowel cancer in a rat model. Gastroenterology 110:1727 1734

D'Argenio G, Cosenza V, Sorrentini I e coll (1994) Butyrate, mesalamine, and factor XIII ir experimental colitis in the rat: effects on transglutaminase activity. Gastroenterology 106:399-404

D'Argenio G, Mazzacca G (1999) Short-chain fatty acid in the human colon. Relation te inflammatory bowel diseases and colon cancer. Adv Exp Med Biol 472:149-158

Dawson JR, Schwenk M (1989) Isolated epithelial cells. Progress in Pharmacol Clir Pharmacol 7:21-41

De Jonge HR (1975) The response of small intestine villous and crypt epithelium to chole ra-toxin in rat and guinea-pig. Evidence against a specific role of the crypt cells ir choleragen-induced secretion. Biochim Biophys Acta 381:128

de Witte P, Dreessen M, Lemli J (1991) The influence of some anthracene and diphenyl methane derivatives on water and electrolyte movement in rat colon. Pharm Acta Hel 66:70-73

De Wolf FA, Edelbrock PM, de Haas EJM, Vermeij P (1983) Experience with a screenin method for laxative abuse. Hum Toxicol 2:385-389

Di Palma JA, Brady CE (1989) Colon cleansing for diagnostic and surgical procedures Polyethylene glycol-electrolyte lavage solution. Am J Gastroenterol 84:1008-1016

Dobb GJ, Edis RH (1984) Coma and neuropathy after ingestion of herbal laxative contain ing podophyllin. Med J Aust 140:495-496

Dolman D, Edmonds CJ (1975) The effect of aldosterone and the renin angiotensin systen on sodium, potassium and chloride transport by proximal and distal rat colon in vivo J Physiol (Lond) 250:597-611

Donowitz M, Welsh MJ (1987) Regulation of mammalian small intestinal electrolyte secre tion. In: Johnson LR (ed) Physiology of the gastrointestinal tract, 2nd edn. Raven Press NewYork, pp 1351-1388

Douthwaith A, Goulding R (1957) Action of senna. Br Med J 4:1414-1415

Dreessen M, Lemli J (1988) Studies in the field of drugs containing anthraquinone derivati ves. The metabolism of cascarosides by intestinal bacteria. Pharm Acta Helv 63:287-28$

Dubecq JP, Palmade JL (1974) Etude de l'administration de Tamarine chez la mère qui allai te. Gaz Med Fr 81:5173-5175

Dufour P, Gendre P (1984) Ultrastructure of mouse intestinal mucosa and changes obser ved after long-term anthraquinone administration. Gut 15:1358-1363

Dufour P, Gendre P (1988) Long-term mucosal alterations by sennosides and related com pounds. Pharmacology 36(Suppl 1):194-202

Duncan AS (1957) Standardized senna as a laxative in the puerperium. A clinical assess ment. Br Med J 1:439-441

Everett HC (1975) The use of bethanechol chloride with tricyclic antidepressants. Am Psychiatry 132:1202-1204

Ewe K (1987) Effect ofbisacodyl on intestinal electrolyte and water net transport and tran sit. Digestion 37:247-253

Faber P, Strenge-Hesse A (1988) Relevance of rhein excretion into breast milk Pharmacology 36(Suppl 1):212-220

Farack U, Gruber E, Loeschke K (1985) The influence of bisacodyl on mucus secretion, mucus synthesis and electrolyte movements in the rat colon in vivo. Eur J Pharmacol 117:215-222

Farack U, Nell G (1984) Mechanism of action of diphenoliclaxatives: The role of adenylate cyclase and mucosal permeability. Digestion 30:191-194

Ferlemann G, Vogt W (1965) Entazetylierung und Resorption von phenolischen Laxantien. Arch Exp Path Pharmak 250:479-487

Fernandez N, Carriedo D, Sierra M et al (2005) Hydrosoluble fiber (Plantago ovata husk) and levodopa II: experimental study of the pharmacokinetic interaction in the presence of carbidopa. Eur Neuropsychopharmacol 15:505-509. Epub 2005 Mar 23

Field M, Smith PL, Bolton JE (1980) Ion transport across the isolated small intestinal mucosa of the winter flounder *Pseudopleuronectes american:* II Effects of cyclic AMP. J Membr Biol 55:157

Fingl E (1975) Laxatives and cathartics. In: Goodman LS, Gilman A (eds) The pharmacological basis of therapeutics, 5th edn. Macmillan, New York, pp 976-986

Fireman Z, Rozen P, Fine N et al (1989) Reproducibility studies and effects of bowel preparation on measurements of rectal epithelial proliferations. Cancer Lett 45:59-64

Fleischer N, Brown H, Graham DY, Delena S (1969) Chronic laxative-induced hyperaldosteronism and hypokalemia stimulating Bartter's syndrome. Ann Intern Med 70:791-798

Fleming BJ, Genuth SM, GouldAB, Kaminonkowski MD (1975) Effects of potassium and sodium replacement on the renin-angiotensin-aldosterone system. Ann Int Med 83:60-62

Flig E, Hermann TW, Zabel M (2006) Is bisacodyl absorbed at all from suppositories in man? Int J Pharm 196:11-20

Forman DT, Garvin JE, Forestner JE, Taylor CB (1968) Increased excretion of fecal bile acids by an oral hydrophilic colloid. Proc Soc Exp Biol Med 127:1060-1063

Forth W, Rummel W, Baldauf J (1966) Wasser und Elektrolytbewegung am Dunn - und Dickdarm unter dem Einfluss von Laxantien, ein Beitrag zur Klarungihres Wirkungsmechanismus. Arch Pharmak Exp Path 254:18-32

Frame PS, Dolan P, Kohli R, Eberly SW (1998) Use of colchicine to treat severe constipation in developmentally disabled patients. J Am Board Fam Pract 11:341-346

Freiman DG, Engelberg H, Merrit WH (1940) Oil aspiration pneumonia in adults: a study of 47 patients. Arch Intern Med 66:11-38

Frexinos J, Staumont G, Fioramonti J, Bueno L (1989) Effects of sennosides on colonic myoelectrical activity in man. Dig Dis Sci 34:214-219

Gaar GG (1994) Gastrointestinal decontamination for acute poisoning by ingestion. Prevention of absorption of toxic compounds. J Fla Med Assoc 81:747-749

Gaginella TS (1977) The management of gastrointestinal disorders. II. Use and misuse oflaxatives. J Continuing Education of Pharmacy 1:19-28

Gaginella TS (1990a) Eicosanoid-mediated intestinal secretion. In: Lebenthal E, Duffey M (eds) Secretory diarrhea. Raven Press, New York, pp 15-30

Gaginella TS (1990b) Receptor pharmacology of intestinal secretion. In: Lebenthal E, Duffey M (eds) Secretory diarrhea. Raven Press, New York, pp 163-178

Gaginella TS (1995a) Laxative drugs. In: Munson PL, Mueller RA and Breese GR (eds) Principles of Pharmacology. Chapman and Hall, New York

Gaginella TS (ed) (1995b) Handbook of methods in gastrointestinal pharmacology. CRC Press, Boca Raton

Gaginella TS, Bass P (1978) Laxatives: An uptake on mechanism of action. Life Sci 23:1001-1010

Gaginella TS, Hubel KA, O'Dorisio TM (1982) Vasoactive intestinal polypeptide and intestinal chloride secretion. In: Vasoactive intestinal polypeptide. Adv Peptide Hormon Res, vol 1. Raven Press, New York, pp 211-222

Gaginella TS, Mascolo N, Izzo AA e coll (1994) Nitric oxide as a mediator of bisacodyl an phenophthalein laxative action: induction of nitric oxide synthase. J Pharmacol Ex Ther 270:1239-1245

Gaginella TS, Phillips SF (1975) Ricinoleic acid: current view of an ancient oil. Am J Dig Di 20:1171-1177

Garcia JJ, Fernandez N, Carriedo D e coll (2005) Hydrosoluble fiber (Plantago ovata husk and levodopa I: experimental study of the harmacokinetic interaction. Eu Neuropsychopharmacol 15:497-503

Garcia-Villar R, Leng-Peschlow E, Ruckebusch Y (1980) Effect of anthraquinone derivative on canine and rat intestinal motility. J Pharm Pharmacol 32:323-329

Garner CE, Burka LT, Etheridge AE, Matthews HB (2000) Catechol metabolites of polychlo rinated biphenyls inhibit the catechol-O-methyltransferase-mediated metabolism o catechol estrogens. Toxicol Appl Pharmacol 162:115-123

Gattuso JM, Kamm MA (1994) Adverse effects of drugs used in the management of consti pation and diarrhoea. Drug Saf 10:47-65

Geboes K, Nijs G, Mengs U, Geboes KPJ e coll (1993) Effects of contact laxatives on intes tinal and colonic epithelial cell proliferation. Pharmacology 47(Suppl 1):187-195

Ghadially FN, Parry EW (1966) An electro-microscope and histochemical study o melanosis coli. J Pharm Bact 92:313-317

Gobel D (1978) Melanosis coli. Med Klin 73:519-523

Gonzalez-Canga A, Fernandez Martinez N, Sahagun AM e coll (2004) Glucomannan: prop erties and therapeutic applications. Nutr Hosp 19:45-50

Grindlay D, Reynolds T (1986) The Aloe vera phenomenon: a review of the properties an modern uses of the leaf parenchyma gel. J Ethnopharmacology 16:117-151

Grundel K, Schwenk W, Bohm B, Muller JM (1997) Improvements in mechanical bowe preparation for elective colorectal surgery. Dis Colon Rectum 40:1348-1352

Gullikson GW, Bass P (1984) Mechanisms of action of laxative drugs. In: Csaky TZ (ed Pharmacology of intestinal permeation II, vol 70. Springer-Verlag, Berlin Heidelber New York, pp 419-459

Hardcastle JD, Wilkins JL (1970) The action of sennosides and related compounds o human colon and rectum. Gut 11:1038-1040

Harvey RE, Read AE (1973) Saline purgatives act by releasing cholecystokinin. Lancet 2:185 187

Harvey RE, Read AE (1975) Mode of action of saline purgatives. Am Heart J 89:810-812

Hattori M, Kim G, Motoike S e coll (1982) Metabolism of sennosides by intestinal flora Chern Pharm Bull (Tokyo) 30:1338-1346

Haubrich WS (1985) Constipation. In: Bockus (ed) Gastroenterology. Saunders Philadelphia, pp 111-124

Heaton KW (1972) Bile salts in health and disease. Churchill Livingstone, Edinburgh

Heiburn N (1943) Roentgen evidence suggesting enterocolitis associated with prolonge cathartic abuse. Radiology 41:486-491

Heiny BM (1976) Langzeitbehandlung mit einem pflanzlichen Laxativum Serumelektrolyte und Saurenhaushalt. Arztliche Praxis 28:563-564

Hietala P, Marvola M, Parviainen T, Lainonen H (1987) Laxative potency and acute toxicit of some anthraquinone derivatives, senna extracts and fractions of senna extract Pharmacol Toxicol 61:153-156

Hill MJ, Drasar BS, Williams REO e coll (1975) Faecal bile-acids and clostridia in patient with cancer of the large bowel. Lancet i:535

Hillestad B, Sund RB, Buajordet M (1982) Intestinal handling of bisacodyl and picosulphate by everted sacs of the rat jejunum and stripped colon. Acta Pharmacol Toxicol 51:388-394

Hodgson J (1972) Effect of methykellulose on rectal and colonic pressure in treatment of diverticular disease. Br Med J 3:729-731

Hormann HP, Korting HC (1994) Evidence for the efficacy and safety of topical herbal drugs in dermatology: part 1: anti-inflammatory agents. Phytomedicine 1:161-171

Husain A (1992) Economic aspects of exploitation of medicinal plants. In: Akerele O, Heywood V, Synge H (eds) Conservation of Medicinal Plants. University Press, Cambridge, pp 125-140

Illingworth RS (1953) Abnormal substances excreted in human milk. Practitioner 171:533-538

Ishii Y, Tanizawa H, Takino Y (1990) Studies of Aloe III. Mechanism of cathartic effect. Chern Pharm Bull 38:197-200

Itasaka S, Shirataori K, Takahashi T e coll (1992) Stimulation of intramural secretory reflex by luminal distension pressure in rat distal colon. Am J Physiol 263:G108-G114

Izzo AA (1996) PAF and the digestive tract. A review. J Pharm Pharmacol 48:1103-1111

Izzo AA, Gaginella TS, Capasso F (1996a) The osmotic and intrinsic mechanisms of the pharmacological laxative action of oral high doses of magnesium sulphate. Importance of the release of digestive polypeptides and nitric oxide. Magnes Res 9:133-138

Izzo AA, Gaginella TS, Mascolo N Capasso F (1994) Nitric oxide as a mediator of the laxative action of magnesium sulphate. Br J Pharmacol 113:228-232

Izzo AA, Gaginella TS, Mascolo N e coll (1996b) NG-Nitro-L-arginine methylester reduces senna- and cascara-induced diarrhoea and fluid secretion in the rat. Eur J Pharmacol 301:137-142

Izzo AA, Gaginella TS, Mascolo N, Capasso F (1998) Recent findings on the mode of action of laxatives: the role of platelet activating factor and nitric oxide. Trends Pharmacol Sci 19:403-405

Izzo AA, Mascolo N, Autore G e coll (1993) Increased ex-vivo colonic generation of PAF induced by diphenylmethane stimulant laxatives in the rat, mice, guineapig and rabbits. J Pharm Pharmacol 45:916-918

Izzo AA, Sautebin L, Rombola L, Capasso F (1997) The role of constitutive and inducible nitric oxide synthase in senna- and cascara-induced diarrhoea in the rat. Eur J Pharmacol 323:93-97

Jacobs EJ, White E (1998) Constipation, laxative use, and colon cancer among middle-aged adults. Epidemiology 9:385-391

Jones FA, Gotting EW (1972) Management of constipation. Blackwell and Mott, Oxford

Kacere RD, Srivatsa SS, Tremaine WJ, Ebnet LE, Batts KP (1993) Chronic diarrhea due to surreptitious use of bisacodyl: case reports and methods for detection. Mayo Clin Proc 68:355-357

Josefson D (1997) US to ban sale of many laxatives over the counter. BMJ 315:627

Kantor JL, Cooper LF (1937) The dietetic treatment of constipation with special reference to food fiber. Ann Intern Med 10:965-978

Kawai K, Mori H, Sugie S e coll (1986) Genetoxicity in the hepatocyte/DNA repair test and toxicity to liver mitochondria of 1-hydroxyanthraquinone and several dihydroxyanthraquinones. Cell Biol Toxicol 4:457-467

Kellogg JH (1921) The new dietetics. Modern Medicine Publishing, Battle Creek

Kierman JA, Heinicke EH (1989) Sennosides do not kill myenteric neurons in the colon of the rat or mouse. Neuroscience 30:837-842

Kinnunen O, Salokannel J (1987) Constipation in elderly long-stay patients: its treatment by magnesium hydroxide and bulk laxative. Ann Clin Res 19:321-323

Kinnunen O, Winblad I, Koistinen P, Salokannel J (1993) Safety and efficacy of a bulk laxa tivecontaining senna versus lactulose in the treatment of chronic constipation in geria tric patients. Pharmacology 47 (Suppl 1):253-255

Kleibeuker JH, Cats A, Zwart N e coll (1995) Excessively high cell proliferation in sigmoi colon after an oral purge with anthraquinone glycosides. J Natl Cancer Inst 87:152-153

Kluck P, Ten Kate FJW, Schouten WR e coll (1987) Efficacy of antibody NF2F11 staining ir the investigation of severe long-standing constipation. Gastroenterology 93:872-875

Konstantakas AK, Siu I-M, Pretlow TG e coll (1996) Human aberrant crypt foci with carci noma in situ from a patient with sporadic colon cancer. Gastroenterology 111:772-777

Koskela E, Kulju T, Collan Y (1989) Prevalence, distribution and histologic feature in 20 consecutive autopsies at Kuopio University Central Hospital. Dis Colon Rectum 32:235 239

Kot TV, Pettit-Young NA (1992) Lactulose in the management of constipation: a curren review. Ann Pharmacother 26:1277-1282

Krishnamurthy S, Schuffler MD, Rohrmann CA, Pope CE (1985) Severe idiopathic constipa tion is associated with a distinctive abnormality of the colonic myenteric plexus Gastroenterology 88:26-34

Kune GA (1993) Laxative use not a risk for colorectal cancer. Data from the Melbourne col orectal cancer study. Z Gastroenterol 31:140-143

Kune GA, Kune S, Field B, Watson LF (1988) The role of chronic constipation diarrhoea, an laxative use in the etiology of large bowel cancer. Data from the Melbourne colorecta cancer study. Dig Colon Rect 31:507-512

Latven A, Sloane A, Munch J (1952) Biossay of cathartics. I. Emodine type. J Am Pharn Assoc 41:548-552

Lawson M, Kern F, Everson GT (1985) Gastrointestinal transit time in human pregnancy proliferation by postpartum normalization. Gastroenterology 89:996-999

Lemaitre G, L'Hermine C, Decoulx M e coll (1969) Les lesions coliques par abus de laxatifs Presse Med 77:393-394

Lembo AJ (2006) New and novel pharmacologic theraphies for chronic constipation. Ad Studies Med 6:S94-S100

Leng-Peschlow E (1980) Inhibition of intestinal water and electrolyte absorption by senna derivatives in rats. J Pharm Pharmacol 32:330-335

Leng-Peschlow E (1986) Acceleration oflarge intestine transit time in rats by sennosides an related compounds. J Pharm Pharmacol 38:369-373

Leng-Peschlow E (1992) Senna and its rational use. Pharmacology 44(Suppl 1):1-52

Leng-Peschlow E, Mengs U (1995) Senna laxatives: safe and effective. Pharmaz Zeit 140:668 674

Leng-Peschlow E, Odenthal KP, Voderholzer W, Muller-Lissner S (1993) Chronic sennosid treatment does not cause habituation and secondary hyperaldosteronism in rats Pharmacology 47(Suppl 1):162-171

Lesna M, Hamlyn AN, Venables CW, Record CD (1977) Chronic laxative abuse associate with pancreatic islet cell hyperplasia. Gut 18:1032-1035

Levine D, Goode AW, Wingate DL (1981) Purgative abuse associated with reversible cachex ia, hypogammaglobulinaemia, and finger clubbing. Lancet 1:919-920

Lium R, Florey HW (1939) The action of magnesium sulphate on the intestine of the ca Quarterly J Exp Physiol 29:303-319

Loening-Baucke V, Miele E, Staiano A (2004) Fiber (glucomannan) is beneficial in the treat ment of childhood constipation. Pediatrics 113:e259-e264

Longo R (1980) Attivita e metabolismo nel topo di componenti la corteccia di Rhamnu frangula e di prodotti sintetici a struttura antrachinonica. Boll Chim Farm 119:669-68

Lowy A (1960) Bowel reabilitation in the chronically constipated patient. Int Rec Med 173:303-305

Lyden-Sokolowski A, Nilsson A, Sjoberg P (1993) Two-year carcinogenicity study with sennosides in the rat: emphasis on gastro-intestinal alterations. Pharmacology 47[Suppl 1]:209-215

Madrid SAM, Defilippi CC (2006) Disturbances of small intestinal costipation. Rev Med Chir 134:181-186

Maenz DD, Forsyth GW (1982) Ricinoleate and deoxycholate are calcium ionophore in jejunal brush borders. J Memb Biol 70:125-133

Mahon R, Palmade J (1974) Traitement de la constipation chez la femme enceinte. Gaz Med Fr 81:3259-3260

Marlett JA, McBurney MI, Slavin JL (2002) Position of the American Dietetic Association: health implications of dietary fiber. J Am Diet Assoc 102:993-1000

Mascarenhas R, Landry L, Khoshoo V (2005) Difficulty in defecation in infants with gastroesophageal reflux treated with smaller volume feeds thickened with rice cereal. Clin Pediatr (Phila) 44:671-673

Mascolo N, Autore G, Izzo AA e coll (1992) Effects of senna and its active compounds rhein and rheinanthrone on PAF formation by rat colon. J Pharm Pharmacol 44:693-695

Mascolo N, Gaginella TS, Izzo AA e coll (1994a) Nitric oxide involvement in sodium choleate-induced fluid secretion and diarrhoea in rats. Eur J Pharmacol 264:21-26

Mascolo N, Izzo AA, Autore G e coll (1994b) Nitric oxide and castor oil-induced diarrhea. J Pharmacol Exp Ther 268:291-295

Mascolo N, Izzo AA, Barbato F, Capasso F (1993) Inhibitors of nitric oxide synthase prevent castor oil-induced diarrhoea in rats. Br J Pharmacol 108:861-864

Mascolo N, Izzo AA, Gaginella TS, Capasso F (1996) Relationship between nitric oxide and platelet activating factor in castor oil-induced mucosal injury in the rat duodenum. Naunyn Schmiedebergs Arch Pharmacol 353:680-684

Mascolo N, Meli R, Autore G, Capasso F (1988a) Senna still causes laxation in rats maintained on a diet deficient in essential fatty acids. J Pharm Pharmacol 40:882-884

Mascolo N, Meli R, Autore G, Capasso F (1988b) Evidence against a dependence of the senna effect on prostaglandin formation. Pharmacology 36(Suppl 1):92-97

Mascolo N, Mereto E, Borrelli F e coll (1999) Does senna extract promote growth of aberrant crypt foci and malignant tumors in rat colon? Dig Dis Sci 44:2226-2230

Mc Clure Browne JC, Edmunds V, Fairbairn JW, Reid DD (1957) Clinical and laboratory assessments of senna preparation. Br Med J 1:436-439

Mc Naughton WK, Gall DG (1991) Mechanisms of platelet activating factor-induced electrolyte transport in the rat jejunum. Eur J Pharmacol 200:17-23

McCance RA, Widdowson WM (1955) Old thoughts and new work on bread white and brown. Lancet 2:205-210

McConnell AA, Eastwood MA, Mitchell WD (1974) Physical characteristics of vegetable foodstuffs that could influence bowel function. J Sci Food Agric 25:1457-1464

Meisel JL, Bergman D, Graney D e coll (1977) Human rectal mucosa: proctoscopic and morphological changes caused by laxatives. Gastroenterology 72:1274-1279

Meissner W, Schmidt U, Hartmann M e coll (2000) Oral naloxone reverses opioid-associated constipation. Pain 84:105-109

Mereto E, Ghia M, Brambilla G (1996) Evaluation of the potential carcinogenic activity of senna and cascara glycosides for the rat colon. Cancer Lett 101:79-83

Milner P, Belai A, Tomlinson A, Hoyle Cv, Samer S, Burnstock G (1992) Effect of long-term laxative treatment on neuropeptides in rat mesenteric vessels and caecum. J Pharm Pharmacol 44:777-779

Morgenstern L, Shemen L, Allen W e coll (1983) Melanosis coli. Changes in appearance when associated with colonic neoplasia. Arch Surg 118:62-64

Mori H, Sugie S, Niwa K e coll (1985) Induction of intestinal tumors in rat by chrysazin. Bi J Cancer 52:781-783

Mori H, Sugie S, Niwa K e coll (1986) Carcinogenicity of chrysazin in large intestine and liver of mice. Jpn J Cancer Res 77:871-876

Mori H, Yoshimi N, Iwata H e coll (1990) Carcinogenicity in rats: induction of large bowel liver and stomach neoplasms. Carcinogenesis 11:799-802

Moriarty KJ, Dawson AM (1984) Use and abuse of cathartics. In: Csaky TZ (ed Pharmacology of intestinal permeation II. vol 70. Springer-Verlag, Berlin Heidelberg New York, pp 509-531

Moriarty KJ, Silk D (1988) Laxative abuse. Dig Dis Sci 6:15-29

Muller SO, Eckert I, Lutz WK, Stopper H (1996) Genotoxicity of the laxative drug compo nents emodin, aloe-emodin and danthron in mammalian cells: Topoisomerase II medi ated? Mutat Res Genet Toxicol 371:165-173

Muller-Lissner SA (1993) Laxative-induced damage to the colon. In: Guslandi M, Braga PC (eds) Drug-induced injury to the digestive system. Springer-Verlag, Berlin Heidelberg New York, pp 131-142

Nagakura Y, Akuzawa S, Miyata K e coll (1999) Pharmacological properties of a novel gas trointestinal prokinetic benzamide selective for human 5-HT4 receptor versus human 5-HT3 receptor. Pharmacol Res 39:375-382

Nakamura GJ, Schneiderman LJ, Klauber MR (1984) Colorectal cancer and bowel habits Cancer 54:1475-1477

Nell G, Rummell W (1984) Action mechanisms of secretagogue drugs. In: Csaky TZ (ed Pharmacology of intestinal permeation II, vol 70. Springer-Verlag, Berlin Heidelberg New York, pp 461-508

Newal CA, Anderson LA, Phillipson JD (1996) Herbal Medicines. The Pharmaceutical Press London

Nijs G, de Witte P, Lemli J (1991) Role of prostaglandin E_2 in the secretion caused by rheinanthrone and rhein anthraquinone in the small intestine. Gastroenterology 100:A698

Nishioka I (1985) Discovery of new biological activities and the active components in rhubarb. In: Takemi T, Hasegava M, Kumagai A, Otsuga Y (eds) Herbal Medicine kampo, past and present. Tsumura Juntendo Inc, Tokio, pp 41-51

Nurko S, Garcia-Aranda JA, Worona LB, Zlochisty O (2000) Cisapride for the treatment o constipation in children: A double-blind study. J Pediatr 136:35-40

Nusko G, Schneider B, Muller G e coll. (1993) Retrospective study on laxative use and melanosis coli as risk factors for colorectal neoplasma. Pharmacology 47(Suppl 1):234-241

Nusko G, Schneider B, Schneider I e coll (2000) Anthranoid laxative use is not a risk factor for colorectal neoplasia: results of a prospective case control study. Gut 46:651-665

Odenthal K, Ziegler D (1988) In vitro effects of anthraquinones on rat intestine and uterus Pharmacology 36(Suppl 1):57-65

Ornstain MH, McLain Baird I (1987) Dietary fiber and the colon. Mol Aspects Med 9:41-67

Osten JR, Naterson BJ, Rogers AJ (1980) Laxative abuse syndrome. Am J Gastroentero 74:451-458

Painter NS, Almeida AZ, Colebourne KW (1972) Unprocessed bran in treatment of diver ticular disease of the colon. Br Med J 1:137-140

Paran H, Silverberg D, Mayo A e coll (2000) Treatment of acute colonic presudo-obstruction with neostigmina. J Am Coll Surg 190:315-318

Parry E, Shields R, Turnbull AC (1970) Transit time in the small intestine in pregnancy. J Obstet Gynaecol Br Commow 77:900-901

Parson DS (1968) Methods for the investigations of intestinal absorption. In: Code CF (ed) Handbook of physiology, alimentary canal, vol III. American Physiological Society, pp 1177-1216

Passaretti S, Franzoni M, Comin U e coll (1991) Action of glucomannans on complaints in patients affected with chronic constipation: a multicentric clinical evaluation. Ital J Gastroenterol 23:421-425

Passmore AP, Davies KW, Flanagan PG e coll (1993a) A comparison of angiolet and lactulose in elderly patients with chronic constipation. Pharmacology 47:49-52

Passmore AP, Davies KW, Stoker C, Scott ME (1993b) Chronic constipation in long stay elderly patients: a comparison of lactulose and senna-fiber combination. Br Med J 307:769-771

Patel PM, Selby PJ, Deacon J e coll (1989) Anthraquinones laxatives and human cancer: an association in one case. Postgrd Med J 65:216-217

Phillips SF, Gaginella TS (1977) Intestinal secretion as a mechanism in diarrheal disease. In: Jerzy-Glass GB (ed) Progress in gastroenterology, vol III. Grune and Stratton, New York, pp 481-504

Pinto A, Calignano A, Mascolo N e coll (1989) Castor oil increases intestinal formation of platelet activating factor and acid phosphatase release in the rat. Br J Pharmacol 96:872-874

Poen AC, Felt-Bersma RJ, Van Dongen PA, Meuwissen SG (1999) Effect of prucalopride, a new enterokinetic agent, on gastrointestinal transit and anorectal function in healthy volunteers. Aliment Pharmacol Ther 13:1493-1497

Ponec RJ, Saunders MD, Kimmey MB (1999) Neostigmine for the treatment of acute colonic pseudo-obstruction. N Engl J Med 341:137-141

Powell DW (1983) Neurohumoral control of intestinal secretion. In: Turnberg LA (ed) Intestinal secretion. Knapp Drewett and Sons, Great Britain, pp 42-45

Prather CM, Camilleri M, Zinsmeister AR e coll (2000) Tegaserod accelerates orocecal transit in patients with constipation-predominant irritable bowel syndrome. Gastroenterology 118:463-468

Prochnow L (1911) Experimentelle Beiträge zur Kenntnis der Wirkung von Volksabortiva. Arch Int Pharmacodyn 21:313-319

Racagni G, Cantaluppi S, Fumagalli R (1986) Farmacologia generale ed applicata. Masson, Milano, p 749

Rachmilewitz D, Karmeli F, Okon E (1980) Effects of bisacodyl on cAMP and prostaglandin E_2 contents, Na-K-ATPase, adenylykydase, and phosphodiesterase of rat intestine. Dig Dis Sci 25:602-608

Ramkumar D, Rao SSC (2005) Efficacy and safety of traditional medical therapies for chronic constipation: systemtic review. Am J Gastroenteral 100:936-971

Rask-Madsen J, Bukhave K (1981) The role of prostaglandins in diarrhoea. Clin Res Rev 1(Suppl 1):33-48

Rask-Madsen J, Bukhave K (1983) Prostaglandins and intestinal secretion. In: Turnberg LA (ed) Intestinal secretion, Knapp Drewett and Sons, Oxford, pp 76-83

Rawson MD (1966) Cathartic colon. Lancet 1:1121-1124

Refit (1996) Repertorio fitoterapico. OEMF, Milano

Riemann J, Schmidt H, Zimmerman W (1980) The fine structure of colonic submucosal nerves in patients with chronic laxative abuse. Scand J Gastroenterol 15:761-768

Riemann JF, Schenk J, Ehler R e coll (1978) Ultrastructural changes of colonic mucosa in patients with chronic laxative misuse. Acta Hepato-Gastroenterol 25:213218

Roarty TP, Weber F, Soykan I, McCallum RW (1997) Misoprostol in the treatment of chron
ic refractory constipation: results of a long-term open label trial. Aliment Pharmaco
Ther 11:1059-1066

Robbers JE, Speedie MK, Tyler VE (1996) Pharmacognosy and pharmacobiotechnology
Williams and Wilkins, Baltimore, p 51

Roberts MC, Millikan RC, Galanko JA e coll (2003) Constipation, laxative use, and colon
cancer in a North Carolina population. Am J Gastroenterol 98:857-864

Roggin GH, Banwell JG, Yardley JH, Hendrix TH (1972) Unimpaired response of rabbi
jejunum to cholera toxin after selective damage in villus epithelium. Gastroenterology
63:981

Roncucci L, Di Donato P, Carati L e coll (1993) Antioxidant vitamins or lactulose for the pre
vention of the recurrence of colorectal adenomas. Dig Colon Rectum 3:227-234

Rondanelli R, Autelli F, Guaglio R (1980) Valutazione delle interazioni nelle associazioni tra
farmaci. Bertolli A, Mascherpa P, Storti E (eds). ESAM, Roma

Rosprich G (1980) Dauerbehandlung mit Laxantien. Therapiewoche 30:5836-5837

Rudolph RL, Mengs U (1988) Electron microscopical studies on rat intestine after long-term
treatment with sennosides. Pharmacology 36(Suppl 1):188-193

Sarna K, Otterson M (1988) Gastrointestinal motility: some basic concepts. Pharmacology
36(Suppl 1):7-14

Sarner M (1976) Problems caused by laxatives. Practic 216:661-664

Saunders DR, Sillery J, Rachmilewitz D (1975) Effect of dioctyl sodium sulpho-succinate on
structure and function of rodent and human intestine. Gastroenterology 69:380-386

Saunders DR, Sillery J, Rachmilewitz D e coll (1977) Effect of bisacodyl on the structure and
function of rodent and human intestine. Gastroenterology 72:849-856

Schiller LR (2001) Review article: the therapy of constipation. Aliment Pharmacol The
15:749-763

Schmidt A, Von Noorden C (1936) Klinik der Darmkrankheiten, 2nd edn. Bergmann
Munich, p 382

Schultz SG, Zalusky R (1964) Ion transport in isolated rabbit ileum. I. Short-circuit curren
and Na$^+$ fluxes. J Gen Physiol 47:567-584

Schutze K, Brandstatter G, Dragosics B e coll (1997) Double-blind study of the effect of cis
apride on constipation and abdominal discomfort as components of the irritable bowel
syndrome. Aliment Pharmacol Ther 11:387-394

Schwartz WB, ReIman AS (1953) Metabolic and renal studies in chronic potassium deple
tion resulting from overuse of laxatives. J Clin Invest 32:258-271

Scott RS (1965) Management of constipation in obstetrics: A clinical report on 592 cases
West Med 6:342-344

Sharma VK, Chockalingham S, Clark V e coll (1997) Randomized, controlled comparison of
two forms of preparation for screening flexible sigmoidoscopy. Am J Gastroentero
92:809-811

Shelton MG (1980) Standardized senna in the management of constipation in the puerpe
rium. S Afr Med J 57:78-80

Siegers CP (1992) Anthranoid laxatives and colorectal cancer. Trends Pharmacol Sci 13:229
231

Siegers CP, von Hertzberg Lottin E, Otte M, Scheider B (1993) Anthranoid laxative abuse - a
risk for colorectal cancer? Gut 34:1099-1101

Smith B (1968) Effect of irritant purgatives on the myenteric plexus in man and the mouse
Gut 9:139-143

Smith B (1973) Pathologic changes in the colon produced by anthraquinone purgatives. Di
Colon Rectum 16:455-458

Soffer EE, Metcalf A, Launspach J (1994) Misoprostol is effective treatment for patients with severe chronic constipation. Dig Dis Sci 39:929-933

Sonnenberg A, Muller AD (1993) Constipation and cathartics as risk factors of colorectal cancer: a meta-analysis. Pharmacology 47(Suppl 1):224-233

Speare GS (1951) Melanosis coli; experimental observations on its production and elimination in twenty-three cases. Am J Surg 82:631-637

Spiessens C (1991) Morphological and functional changes induced by laxatives in the intestinal mucosa. Thesis, Katholicke Universiteit, Leuven, p 145

Spiessens C, de Witte P, Geboes K, Lemli J (1991) Experimental induction of pseudomelanosis coli by anthranoid laxatives and non-anthranoid laxatives. Pharmaceut Pharmacol Lett 1:3-6

Staiano A, Simeone D, Del Giudice E e coll (2000) Effect of the dietary fiber glucomannan on chronic constipation in neurologically impaired children. J Pediatr 136:41-45

Staumont G, Fioramonti J, Frexinas J, Bueno L (1988) Changes in colonic motility induced by sennosides in dogs: evidence of a prostaglandin mediation. Gut 29:1180-1187

Steer HW, Colin-Jones DG (1975) Melanosis coli: studies on the toxic effects of irritant purgatives. J Pathol 115:199-205

Stewart JJ, Gaginella TS, Bass P (1975a) Action of ricinoleic acid and structurally related fatty acids on the gastrointestinal tract. Effects on smooth muscle contractility in vitro. J Pharmacol Exp Ther 195:347-354

Stoll RE, Blanchard KT, Stoltz JH, Majeska JB e coll (2006) Phenolphtalein and bisacodyl: assessment of genotoxic and carcinogenic responses in heterozygous p53 (+/-) mice and syrian hamster embryo (SHE) assay. Toxicolog Sci 90:440-450

Stewart JJ, Gaginella TS, Olsen WA, Bass P (1975b) Inhibitory actions of laxatives on motility and water and electrolyte transport in the gastrointestinal tract. J Pharmacol Exp Ther 192:458-467

Sund RB (1989) Pharmacokinetics of diphenolic laxatives. A status report. In: Koster AS, Richter E, Lauterbach F, Hartmann F (eds) Progress in pharmacology and clinical pharmacology, vol 7/2. Gustav Fischer Verlag, Stuttgart, pp 300-310

Sund RB, Lauterbach F (1986) Drug metabolism and metabolite transport in the small and large intestine: experiments with I-naphthol and phenolphthalein by luminal and contraluminal administration in the isolated guinea pig mucosa. Acta Pharmacol Toxicol 58:74-83

Sund RB, Lauterbach F (1987) 1-Naphthol metabolism and metabolite transport in the small and large intestine. Effects of sulphate and phosphate ion omission, and of 2,6-dichloro-4-nitrophenol in the isolated guinea pig mucosa. Pharmacol Toxicol 60:262-268

Swanbeck G, Zetterberg G (1971) Studies on dithranol and dithranol-like compounds. I. Binding to nucleic acids. Acta Derm Venereol 51:41-44

Takada H, Ambrose NS, Galbraith K e coll (1989) Quantitative appraisal of Picolax (sodium picosulfate/magnesium citrate) in the preparation of the large bowel for elective surgery. Dis Colon Rectum 33:679-683

Tarnai H, Gaginella TS (1993) Direct evidence for nitric oxide stimulation of electrolyte secretion in the rat colon. Free Radic Res Comm 19:229-239

Thompson WG (1979) The irritable gut, functional disorders of the alimentary canal. University Park Press, Baltimore, p 275

Thompson WG (1980) Laxatives: Clinical pharmacology and rational use. Drugs 19:49-58

Tikkanen L, Matsushima T, Natoris S (1983) Mutagenicity of anthraquinones in the salmonella pre-incubation test. Mutat Res 116:297-304

Tonini M, Costa M (1990) A pharmacological analysis of the neuronal circuitry involved in distension-evoked enteric excitatory reflex. Neuroscience 38:787-795

Toyoda K, Nishikawa A, Furukawa F e coll (1994) Cell proliferation induced by laxatives and related compounds in the rat intestine. Cancer Lett 83:43-49

Toyoda K, Nishikawa A, Furukawa F e coll (1994) Cell proliferation induced by laxatives and related compounds in the rat intestine. Cancer Lett 83:43-49

Travell J (1954) Pharmacology of stimulant laxatives. Ann NY Acad Sci 58:416-425

Turnberg LA, Bieberdort FA, Morawski SG, Fordtran JS (1970) Interrelationship of chloride bicarbonate, sodium and hydrogen transport in the lumen ileum. J Clin Invest 49:557-561

Tyler VE (1994) Herbs of choice. The therapeutic use of phytomedicinals. Pharmaceut Products Press, New York, pp 39-71

Tyler VE, Brady LR, Robbers JE (1988) Pharmacognosy, 9th edn. Lea and Febinger Philadelphia, pp 60-62

Tytgat GNJ, Mathus-Vliegen L (1983) Laxatives-laxative abuse-cathartic colon. J Drug Re 8:1844-1850

Tzavella K, Schenkirsch S, Riepl RL e coll (1995) Effect of long-term treatment with anthra-noids and sodium picosulphate on the contents of vasoactive intestinal polypeptide somatostatin and substance P in the rat colon. Eur J Gastroenterol Hepatol 7:13-20

Ussing HH, Zehran K (1951) Active transport of sodium as the source of electric current in the short-circuit isolated from skin. Acta Physiol Scand 23:110-127

Vago O (1969) Toxische und kaustische Komplikationen durch Gebrauch sogenannter fruchtabtreibender Arzneimittel. Z Geburtshilfe Gynakol 170:272-277

Van Gorkom BAP, de Vries EGE, Karrenbeld A, Kleibeuker JH (1999) Review article: anthra noid laxatives and their potential carcinogenic effects. Aliment Pharmacol Ther 13:443-452

Verhaeren E (1980) Mitochondrial uncoupling activity as a possible base for a laxative and antipsoriatic effect. Pharmacology 20(Suppl 1):43-49

Verne GN, Eaker EY, Davis RH, Sninsky CA (1997) Colchicine is an effective treatment for patients with chronic constipation: an open-label trial. Dig Dis Sci 42:1959-1963

Vuksan V, Sievenpiper JL, Owen R e coll (2000) Beneficial effects of viscous dietary fiber from Konjac-mannan in subjects with the insulin resistance syndrome: results of a con trolled metabolic trial. Diabetes Care 23:9-14

Wager HP, Melosh WD (1958) The management of constipation in pregnancy. Q Rev Surg 15:30-34

Wald A, van Thield DH, Hoechstaller L e coll (1982) Effect of pregnancy on gastrointestinal tract. Dig Dis Sci 27:1015-1018

Walker AM, Szneke P, Weatherby LB e coll (1999) The risk of serious cardiac arrhythmia among cisapride users in the United Kingdom and Canada. Am J Med 107:356-362

Wallace JL, Whittle BJR (1986) Profile of gastrointestinal damage induced by platelet-acti vating factor. Prostaglandins 32:127-141

Walsh DE, Yaghoubian V, Behforooz A (1984) Effect of glucomannan on obese patients: a clinical study. Int J Obes 8:289-293

Wanitschke R (1980) Influence of rhein on electrolyte and water transfer in the isolated rat colonic mucosa. Pharmacology 20(Suppl 1):21-26

Wanitschke R (1987) Konsequenzen des Laxanzienabusus. Int Welt 5:113-118

Weisbroadt NW (1987) Motility of the small intestine. In: Johnson LR (ed) Physiology of the gastrointestinal tract, 2nd edn. Raven Press, New York, pp 631-664

Werthmann MW, Krees SV (1973) Quantitative excretion of senokot in human breast milk Med Ann Distr Columbia 42:4-5

Westendorf, Marquardt H, Poginsky B e coll (1990) Genotoxicity of naturally occurring hydroxyanthraquinones. Mutat Res 340:1-12

Wichtl M (1984) Teedrogen. Wisswnschaftliche Verlag-Gesellschaft, Stuttgart, pp 311-314

Wittoesch JH, Jackman RJ, Mc Donald JR (1958) Melanosis coli. General review and a study of 887 cases. Dis Colon Rectum 1:172-180

Xing JH, Soffer EE (2001) Adverse effects of laxatives. Dis Colon Rectum 44:1201-1209

Yagi T, Miyawaki Y, Nishikawa T e coll (1988) Involvement of prostaglandin E-like material in the purgative action of rheinanthrone, the intraluminal active metabolite of sennosides A and B in mice. J Pharm Pharmacol 40:27-30

Yang K, Fan K, Mengs U, Lipkin M (1993) Effects of sennosides and non-anthranoid laxatives on cytochemistry of epithelial cells in rat colon. Pharmacology 47(Suppl 1):196-204

Yuan CS, Foss JF, O'Connor M e coll (2000) Methylnaltrexone for reversal of constipation due to chronic methadone use: a randomized controlled trial. JAMA 283:367-372

Indice analitico

Abuso 81, 83
Abitudini 89
Acidi
    alginico 50, 56
    biliari 22, 52
    butirrico 53
    cinnamico 42
    citrico 56
    deidrocolico 7
    grassi a catena corta 51, 53
    propionico 53
    ricinoleico 46
    salicilico 42
Adenomi 53
Agar 50, 56, 57
Agenti formanti massa 3, 5
Aldosterone 90
Aloctina 42
Aloe 40, 6, 39
Aloe barbadensis 40
Aloe-emodina 34, 37
Aloine 34, 41
Altea 62
Althaea officinalis 62
Altimopan 7
Amfetamine 12
Amido 50
Anestetici 12

Anoressizzanti 12
Ansiolitici 12
Antiacidi 12
Antiaritmici 12
Antibiotici 16
Anticolinergici 12
Antidepressivi 12
Antidiarroici 12
Anti-H1 12
Antinfiammatori 12
Antineoplastici 12
Antiparkinsoniani 12
Antipertensivi 12
Antipsicotici 12
Antrachinoni 4, 12, 48, 75, 95,
Arabinoxilani 50
Astragalus gummifer 60
Atropina 12
Autacoidi 24, 30
Avena 54
    sativa 54
Azione trofica 51

Bacteroides fragilis 37
Bario solfato 12, 16
Belladonna 39
Benzotiazide 12

Benzodiazepine 12
Betanecolo 6, 7, 73
Bisacodile 6, 7, 18, 48, 69, 70, 95
Bismuto 13
Bloccanti
    canali calcio 12
    gangliari 12
Boldo 39

Camomilla 39
Campesterolo 42
Cancro colon rettale 86
Carbidopa 56
Carciofo 39
Cascara 6, 7, 18, 38
Cascarosidi 34, 39
Cassia 63
    acutifolia 43
    angustifolia 43
    fistula
Cellulosa 49
Cereali integrali 14
Cisapride 6, 7, 73, 74
Clonidina 12
Colchicina 6, 7, 75
Colesterolo 42, 52, 56, 59
Colestipolo 12
Colestiramina 12, 13
Colon catartico 82
Corticosteroidi 16
Crampi 36, 42, 45, 59
Crisarobina 34
Crisofanolo 34
Crusca 7, 54
Cyamopsis tetraglobulus 57

Danno neuronale 89
Decarbazina 12
Defecazione 31

Difenilmetani 4
Digitalici 16, 53
Dischezia rettale 13
Disturbi
    gastrici 71
    sistemici 11
    locali 11
Diuretici 12, 16
Droghe antrachinoniche 4, 33

Effetto
    bulking 6
    procinetico 51
    ribound 13
    trofico 51
Ematinici 12
Emicellulose 50
Emodina 34, 37
Epatotossicità 75

Fecalomi 2, 17
Fenolftaleina 7, 36, 48, 69, 70
Fenotiazine 12
Ferro 13
Fibra 4, 6, 37, 50, 95
    alimentare 4, 6, 9, 51
    dietetica 58
    funzionale 4
    grezza 3, 58
    totale 4
Fitati 50
Flatulenza 45, 54, 56, 59, 61
Flavonoidi 50
FOS 17
Frangola 6, 39
Frangulosidi 34
Frumento 54
Frutta 15, 64
Fruttani 55

Fruttosio 63, 77
Fucus vesiculosus 56

Galattomannano 58
Gas 51
Genziana 39
Glucosio 52, 59
Glugomannano 50, 55, 61
Gomma 50
    adragante 60
    arabica 12, 13, 41
    di psillio 63
Guanetidina 12
Guar 6, 50, 57

Hordeum vulgare 54

Ileo paralitico 65
Indometacina 12
Intestino 4, 5
    colon 10, 11, 18, 20, 21, 23-30, 33-
        37, 52-60, 63-68, 71-77, 79, 82
    crasso 5
    tenue 5
Ipercolesterolemia 61
Ipermagnesemia 65
Ipolipemizzanti 12
Ipokalemia 16, 63

Karaya 50, 60
Konjac 61, 95

Lassativi
    antrachinonici 4
    difenilmetanici 4, 6, 9
    oleosi 67
    procinetici 73
    salini 65
Lattitolo 17

Lattulosio 7, 17, 77
LDL 59
Lectine 50
Levodopa 56
Lignina 50
Liquirizia 16
Loperamide 12
Lubiprostone 7
Lubrificanti 3, 5, 67

Macrocystis pyrifera 56
Magnesio sali 7
    citrato 7, 22, 65, 66
    idrossido 6, 66
    ossido 39
    solfato 6, 36, 65, 66
Malva silvestris 62
Mannitolo 6, 17
MAO-inibitori 12
MD-1100 7
Megacolon 56
Melanosis coli 84
Metilcellulosa 7, 78
Metildopa 12
Misoprostol 7, 75
MMC 29
More 64
Movimenti
    pendolari 29
    propulsivi 29
Mucillagine 50

Naloxone 7, 75
Naltrexone 7, 75
Neostigmina 6
Nitrofurantoina 52
NO 25, 47
NT-3 7

Olea europea 49
Olio
    arachidi 49
    mandorle 49
    minerale 6, 7, 67
    oliva 49
    ricino 4, 6, 7, 31, 36, 45, 48
Oppiacei 12, 31
Orzo 54
Oryza sativa 54
Osmotici 3, 5
Ossifenisatina 48, 75
OTC 1, 39, 40

PAF 25, 30, 47
Pectine 50, 63
PHGG 59
Plantago spp. 55
Polietilenglicole 6, 7, 17, 74, 78,
Polisaccaridi 50
Procalopride 6, 73, 74
Prostanoidi 24
Prugne 64
Prunus domestica 64
Psillio 18, 55, 56, 76

Rabarbaro 6, 42
Reazioni allergiche 56, 60
Reina 34, 36
Renzapride 7
Rhamnus
    frangula 39
    purshiana 38
Rheum palmatum 42
Ricino olio 45
Ricinus communis 45
Riso 54
Rubus fruticosus 64

Sali biliari 59
Saponine 50
Senna 6, 7, 18, 36, 43, 95
Sennosidi 34, 35, 44
Sennidine 35
Sigmoidoscopia 16
Sitosterolo 42
Sodio
    citrato 65
    dioctil sulfosuccinato 6, 48, 75
    fosfato 7, 65, 66
    picosolfato 4, 46, 48, 69, 71
    solfato 6, 65, 66
    tartrato 65, 66
SOP 1
Sorbitolo 6, 7, 76
Stenosi rettale 45
Sterculia 50, 60
Stimolanti 3, 5
Stipsi
    acuta 16
    atonica 54, 56
    cronica 16, 79
    funzionale 13, 52
    iatrogena 12
    idiopatica 77
    secondaria 12
    sintomi 2
    spastica 14, 37, 45, 56

Tamarindo 62
Tamarindus indica 62

Tannini 50, 63
Tegaserod 6, 73, 95
Torchio addominale 31, 95
Triticum aestivum 54

Urea 42

Verapamile 12
Vinca 12
Viola odorata 62
VIP 26, 30

Yogurt 18, 54

Xilani 50
Xiloglucani 50

Printed in the United States
by Baker & Taylor Publisher Services